本书系2023—2024年度河北省社科基金项目，一般课题"体医融合理念下人工智能时代健康促进的理论与实践研究"，项目编号：HB23TY013研究成果。

邯郸学院学术著作出版基金资助出版

智能化转型中健康促进与体医融合前沿探索

黄 海 陈 军◎著

汕头大学出版社

图书在版编目（CIP）数据

智能化转型中健康促进与体医融合前沿探索 / 黄海，陈军著． -- 汕头 ： 汕头大学出版社， 2025. 1. -- ISBN 978-7-5658-5518-4

Ⅰ．R193；R199.2

中国国家版本馆 CIP 数据核字第 2025K2R833 号

智能化转型中健康促进与体医融合前沿探索
ZHINENGHUA ZHUANXING ZHONG JIANKANG CUJIN YU TIYI RONGHE QIANYAN TANSUO

著　者：	黄　海　陈　军
责任编辑：	郭　炜
责任技编：	黄东生
封面设计：	寒　露
出版发行：	汕头大学出版社
	广东省汕头市大学路 243 号汕头大学校园内　邮政编码：515063
电　话：	0754-82904613
印　刷：	定州启航印刷有限公司
开　本：	710 mm×1000 mm　1/16
印　张：	15
字　数：	220 千字
版　次：	2025 年 1 月第 1 版
印　次：	2025 年 1 月第 1 次印刷
定　价：	88.00 元

ISBN 978-7-5658-5518-4

版权所有，翻版必究

如发现印装质量问题，请与承印厂联系退换

前　言

随着经济的快速发展，智能化技术得到不断提升和普及，并掀起一股热潮。现代的健康管理和体育研究越来越重视智能化技术与医疗的结合，优秀的健康促进方案不仅要满足实用主义要求，还要具备一定的健康功能。在当今社会，人们对健康和福祉的需求逐渐提高，因此，智能健康产业的发展顺应了人们的需求变化，有利于满足人民日益增长的美好生活需要。

智能化技术是通过运用人工智能、机器学习、大数据分析、物联网、自动化和其他先进的信息技术，来增强设备、系统和服务的性能，提升它们的智能化水平的技术。这种技术广泛应用于工业自动化、智慧城市、健康医疗、体育科技等多个领域，旨在通过技术手段提高操作效率，减少人为错误和推动创新。当下，全民的健康意识得到增强、科技素养不断提升，加之政策的支持，我国的智能健康产业日渐发展起来。作者希望本书能够对体医融合的发展有所裨益。

全书共分为7章，第1章重点介绍了体育健康促进和体医融合的相关概念、目标、价值及重要性；第2章分析了智能化转型的定义和智能化技术对体育健康促进理论的影响及在体医融合中的应用；第3章探讨了体育健康促进的新方式，特别是数据驱动的健康管理策略和智能化技术在个人健康与运动效果提升中的应用；第4章论述了智能化转型中体医融合的实践，包括运动与体重管理、体态管理与纠正和运动心理健康支持策略；第5章探索了终身体育与智能化技术的融合，展示了智能设备在促进全民运动中的作用，通过详尽的案例分析展示了其实际成效；第6章介绍了智能化转型的前沿探索，包括新兴智能化技术在医疗健康领域的应用、人工智能与大数据技术在未来健康促进中的作用，以及前沿技术在体医融合中的创新应用与挑战；第7章为结论与展望，具体包括智能化转型对体育健康促进与体医融合的作用总结，并展望了未来的发展趋势与潜在影响，为未来的研究和实践提供了有价值的建议。

  本书的特点有三个。首先，本书的内容紧跟时代潮流，密切关注健康促进及体医融合领域的前沿动态，将最新的理论研究成果与实际案例相结合，能够使读者清晰地了解当前智能化健康促进与体医融合的发展。其次，本书既有理论阐述，又有案例分析，能够使读者在阅读过程中循序渐进地掌握智能健康管理知识。最后，本书从多个角度对智能健康管理进行了探讨，包括市场分析、产品设计、营销策略等，能够使读者全面、立体地了解智能健康管理的各个方面。

  本书既适合体育研究、运动康复、健康管理和智能技术应用领域专业人士阅读，也适合从事科研、设计、教学、生产和应用等领域的人员使用，还可作为各类院校相关专业师生的参考书。本书观点客观、剖析全面，语言通俗易懂，既适合专业人士阅读，也适合对智能健康管理和体医融合感兴趣的普通读者阅读。总的来说，本书兼具理论深度和实践价值，对从事智能健康管理和体医融合的相关人员来说，具有较高的参考价值。

  本书由黄海、陈军共同撰写。其中第1、2、3、4、6章由黄海负责撰写；第5章和第7章由陈军负责撰写。在撰写本书的过程中，作者得到了很多人的帮助，在此表示感谢。由于时间和水平有限，书中难免存在不足之处，恳请广大读者批评指正，以便在未来的研究中不断完善。

目 录

第1章 概 述 / 1

    1.1 体育健康促进的定义和目标 / 2

    1.2 体医融合的概念及重要性 / 6

    1.3 运动健康的概念和价值 / 11

第2章 智能化转型对体育健康促进和体医融合的影响 / 23

    2.1 智能化转型的定义与组成 / 24

    2.2 智能化技术对体育健康促进理论的影响 / 31

    2.3 智能化技术在体医融合中的应用 / 38

第3章 体育健康促进的新方式 / 47

    3.1 智能化技术在体育健康促进中的应用 / 48

    3.2 数据驱动的体育健康管理策略 / 68

    3.3 智能化技术强化个人健康和运动效果 / 93

第4章 智能化转型中体医融合的实践 / 101

    4.1 运动与体重管理的智能化方案 / 102

    4.2 智能化技术在体态管理中的应用 / 109

    4.3 运动心理健康的智能化支持策略 / 117

第5章 终身体育与智能化技术的融合 / 123

5.1 终身体育的概念与智能化技术的支持 / 124

5.2 智能设备在促进全民运动中的作用 / 142

5.3 案例分析：智能化技术在终身体育项目中的应用 / 150

第6章 智能化转型的前沿探索 / 155

6.1 新兴智能化技术在医疗健康领域的应用 / 156

6.2 新兴智能化技术在体医融合中的创新应用与挑战 / 165

6.3 人工智能与大数据技术在未来健康促进中的作用 / 168

第7章 结论与展望 / 179

7.1 智能化转型对体育健康促进与体医融合的作用总结 / 180

7.2 体育健康促进与体医融合未来发展趋势与潜在影响 / 203

7.3 对未来体育健康促进与体医融合的研究和实践的建议 / 213

参考文献 / 225

第1章 概 述

1.1 体育健康促进的定义和目标

20世纪20年代，公共卫生的相关文献中就已出现"健康促进"这一词语，只不过当时并没有引起人们重视，直到最近几十年才引起各国的广泛重视。[①] 目前，人们普遍将1986年在加拿大渥太华召开的第一届健康促进国际会议发表的《渥太华宪章》中的健康促进定义作为基准，即"健康促进是促使人们提高、维护和改善他们自身健康的过程"。由这一定义可知健康促进的目的。《渥太华宪章》同时强调，健康促进不仅是个人的责任，也是社会的责任，需要政府、社区、组织和个人共同努力。健康促进过程不仅需要个人的健康行为和生活方式的改变，还需要社会、经济、环境等多方面的综合改变。从本质上讲，健康促进是通过教育、政策、环境和社会支持等，帮助个体和群体提高健康素养、增强健康决策的能力，获得更好的健康结果。健康促进涉及预防疾病、减少健康风险因素、增加健康保护因素等多方面的内容。健康促进实践应重视多部门合作，积极促进社会参与，倡导健康公共政策，创建支持性的环境，强化社区行动，发展个人技能，调整健康服务方向，从根本上提高整个社会的健康水平，改善整个社会的环境条件。

社会经济的发展、医疗水平的提高和公共卫生措施的改进，使传染病和营养不良得到有效控制，但人们生活方式的改变和社会环境的变化，导致慢性病的发病率上升。人们普遍存在的高脂肪、高糖饮食、缺乏运动等不良生活习惯，都是慢性病高发的重要原因。职业和环境因素也在慢性病的发生中扮演着重要角色。长期暴露在有害化学物质、辐射和噪声中，环境污染，工作姿势不良和过度劳累，都会提高患慢性病的风险，对人们的健康构成威胁。慢性病不仅影响个人健康和生活质量，还会给社会带来经济负担和医疗压力。因此，改善生活方式、优化工作环境和

---

① 袁野.智慧体育对健康生活的促进探究[J].文体用品与科技，2024（11）：193-195.

第 1 章 概　述

生活环境、加强公共卫生教育、完善公共卫生事件预防措施，成为当前健康促进和疾病预防的关键任务。通过综合干预，能够有效降低慢性病的发病率，提高居民的健康水平。[①]

根据《中国大百科全书》，体育通过一系列轻松愉快的身体活动，帮助人们转移对日常生活中的艰难和压力的关注。具体来说，规律的体育锻炼不仅有助于增强心肺功能、肌肉力量和灵活性，还有助于增强免疫系统功能，预防心血管疾病、糖尿病等多种慢性病。体育活动能改善骨骼和关节健康状况，预防骨质疏松和关节炎等。更重要的是，体育活动在促进身体健康的同时，对心理健康也有显著益处，因为运动可以释放内啡肽，从而增强人们的愉悦感和满足感，进而释放压力和调节情绪。此外，人们还可以通过共同参与体育活动，协调人际关系，从而增强幸福感。体育活动还是增强团队凝聚力和提升社交技能的一种有效的方式，参与者通过团队运动或集体活动中的合作和竞争，加强沟通，增进彼此的理解。

在最近三十年，定期运动的人数大幅增长，但在越来越多人参与体育运动的背后是整体能量消耗呈下降趋势。这一现象揭示了一个问题：尽管运动频率提高，但大多数人的活动量仍不足以抵消长时间久坐产生的负面影响。

规律的适量运动不仅有助于维护心血管健康，改善心脏功能，还可以提高血液循环效率，降低患动脉粥样硬化和其他心血管疾病的风险。规律的适量体育活动不仅能增强胰岛素的敏感性，对糖尿病的预防发挥重要作用，也能增强免疫系统功能和身体抵抗力，降低患癌症的风险，还能促进新陈代谢，消耗多余能量，帮助人们维持健康体重，降低肥胖相关疾病的发生风险。

[①] 王林姣. 群众体育在提高全民健康水平中的作用与影响[J]. 文体用品与科技，2024（11）：1-3.

一个功能正常的运动系统是高质量生活的决定因素。规律的适量运动不仅对身体健康有重要作用，还能积极影响心理健康，帮助人们缓解压力、改善情绪、增强幸福感。

健身运动和良好的体质对疾病治疗有显著作用。即使疾病预防工作已非常完善，也不能完全防止人们患病。经常性地参加体育运动和良好的体质能够有效减轻病症和促进康复，如糖尿病、心血管病、腰背痛等。体育活动和运动训练可以增强胰岛素的敏感性，降低血浆胰岛素浓度，增强葡萄糖的耐受力，这些均有助于减轻糖尿病人的痛苦。经常性地参加体育运动还能增强心肌，降低血压，提高密度脂蛋白胆固醇的含量，促进血液循环并增强心肺功能。

总之，体育锻炼的好处有很多，主要表现在两方面：一方面是弥补现代生活带来的运动不足，消除运动不足病的危险因素。对于疾病的预防，消除运动不足比消除任何单一的危险因素，如戒烟或限制动物性脂肪的摄入等，都有更大的意义。另一方面是有利于提高机体对外界环境变化的适应力和抵抗力。这也是现代生活强调运动必要性的原因。

1978年，世界卫生组织在阿拉木图召开的国际初级卫生保健大会上发布了《阿拉木图宣言》。这份宣言是为保障并增进世界所有人民的健康而订立的，强调通过加强初级卫生保健来促进全球健康公平。20世纪90年代，多项关于健康促进的重要宣言发布，如1991年的《松兹瓦尔宣言》聚焦创造健康的支持环境，1997年的《雅加达宣言》则进一步强调了健康促进的价值。这些宣言推动了全球健康促进运动，突出了健康环境的重要性。2000年的第五届全球健康促进大会详细解释了健康促进的含义。健康促进不仅仅是医疗服务的扩展，更是通过社会各个层面的参与，实现健康公平的手段。健康促进理念逐渐在国家、社会和国际机构的决策中凸显出来，成为公共卫生领域的重要组成部分。2007年，美国运动医学学会提出"运动是良医"的理念，倡导科学的运动测试和制订运动处方，以增强体力、有效预防慢性疾病。通过科学运动测试和个性化的运动处方，人们可以根据自己的健康状况和需求，制订合适的运动计划，从而实现更佳的健康效果。运动作为一种重要的非药物干预手段，逐渐成为医疗和健康管理的重要组成部分。

随着医学干预模式的转变和学者对健康影响因素的深入研究，健康促进经历了四个阶段：有病治病的医学模式阶段（20世纪70年代前）；行为模式转变对健康生活的影响阶段（20世纪70年代）；社会和环境因素影响的社会生态模式阶段（20世纪80年代）；运动干预模式阶段（20世纪90年代至今）。在有病治病的医学模式阶段，医疗服务主要集中在疾病的诊断和治疗上，忽视了预防和健康促进的重要性。随着对健康生活方式和行为模式认识的加深，20世纪70年代开始，健康促进逐渐转向通过行为模式的改变来影响健康。在这一阶段，公共卫生倡导健康饮食、戒烟、增加体力活动等健康行为，以预防慢性病的发生。20世纪80年代，社会和环境因素的影响受到更大关注。健康不仅受个人行为的影响，还受社会、经济、环境等多重因素的影响。社会生态模式强调：公共健康水平的提升可以通过改善社会和环境条件实现，如提供更健康的工作和居住环境，加快健康社区建设。1990年以后，运动干预逐渐成为健康促进策略的主流，其核心是利用体育锻炼预防和管理慢性病，促进身体和心理健康。众多研究已证实，规律的适量体育锻炼能有效降低患心血管疾病、糖尿病和肥胖等慢性病的风险，并对心理健康产生积极影响。运动干预模式倡导全民健身，推广科学、合理的运动方式，鼓励公众积极参与体育活动，以提升健康水平。

多重因素如组织、社区、政府等影响人们的行为，而行为与环境之间的相互影响也影响健康相关行为。从健康促进的概念中可以看出，健康促进理论主要通过提供健康信息和采取有利于健康的行为和生活方式来干预个体和群体，强调个体的自我保健和提升健康的过程。因此，健康促进涵盖传播个体行为知识和技能、重构政府组织、政策支持等多种策略。

党的二十大报告将"建成健康中国"作为到2035年我国发展的总体

目标之一。因此，切实保障公民健康符合国家发展战略。健康促进的重要目标是加强人类与环境之间的协调关系。因此，健康促进不仅需要个人和家庭的努力，还需要社会及国家大力支持健康行为，提升人们解决健康问题的能力。在健康促进的治理结构中，体医融合扮演了关键角色，但在实践中遇到了一定挑战，如缺乏一体化的体医理念、体育部门与医疗部门的分割，以及服务平台的不足。

体医融合的实践主要包括三种模式：以社区为基础的体育公共服务模式，以健康场所为中心的健康促进模式，以及以医院为平台的体医结合模式。这三种模式发展到今天，取得了一定成绩，也出现了诸如双向融合程度低等问题。目前，人工智能在体育与医疗的融合发展趋势方面开创了新局面。更多的研究集中在人工智能在竞技体育、全民健身、体育产业、大数据、医疗体系等方面发挥的切实作用上。而人工智能促进体医融合的研究，则更多地集中在伦理规范、技术融合、统一标准、政策保障等方面。

1.2 体医融合的概念及重要性

在加强体医融合和非医疗健康干预等的实施策略下，体医融合被提升至打造全民健康生活方式的重要途径的高度。全民健身和健康中国，成为新时代健康战略的强音。

体医融合基于健康促进的治理体系，旨在实现体育与医疗的共同发展，形成并增强健康促进的综合力量，推动全民健身与全民健康的紧密结合。随着人工智能的发展，体医融合的核心也从关注健康问题和医疗卫生问题转向指导体育锻炼及促进健康。

体医融合主张改变传统的医疗健康干预方式，推广一种以预防为主的自主型健康干预新方式，即运动健康干预。这一新方式通过制订科学的体育锻炼活动，帮助人们预防疾病，提升健康水平。强调通过体育运动预防和管理疾病的体医融合，不仅丰富了传统医疗模式，还创新了健康管理方式，更大幅降低了医疗成本。此理念的实施将促使人们广泛参与体育锻炼，增强健康责任感。同时，随着健康中国的推进，体育和医学的融合将形成新的协同治理格局，通过政策引导和资源整合，为全民健康提供坚实保障。

2016年10月25日，中共中央、国务院印发了《"健康中国2030"规划纲要》，指出："发布体育健身活动指南，建立完善针对不同人群、不同环境、不同身体状况的运动处方库，推动形成体医结合的疾病管理与健康服务模式，发挥全民科学健身在健康促进、慢性病预防和康复等方面的积极作用。加强全民健身科技创新平台和科学健身指导服务站点建设。开展国民体质测试，完善体质健康监测体系，开发应用国民体质健康监测大数据，开展运动风险评估。"纲要将"体医融合"确定为健康中国战略的核心内容之一，突出了体育与医学结合在推动全民健康中的核心地位，主张利用体育锻炼和运动干预来预防和管理疾病，弥补传统医疗模式的局限性。将体育锻炼纳入健康管理体系，有助于促进个人积极参与健康管理，增强健康责任意识，提高整体健康水平。在体医融合模式下，体育与医疗机构将紧密合作，提供科学的健身计划和健康指导，帮助个体根据自身情况选择合适的运动方式，以预防慢性病的发生和发展。这种模式不仅能减少医疗资源的过度使用，还能降低医疗成本，提升健康服务的效率和效果。通过推动体医融合，可以形成更为全面的，涵盖健康教育、体质监测、运动干预、康复治疗等多个方面的健康服务体系，为全民健康提供有力支持。

1.2.1　体医融合的概念

体医融合就是把体育运动的方式方法与现代医学理念和医学技术方法有机结合起来，科学地、有方法地将体育运动的元素融入医疗各环节；

在疾病预防、临床治疗和康复锻炼各阶段中，相关专业人员综合应用医学和体育的专业知识、方法，促进人的身体健康的手段和健康干预模式。体医融合能贯穿人的生命健康的全过程。

1.2.1.1 体医融合的本质

（1）将体育运动作为促进体质增强、疾病预防、康复与辅助治疗的一种有效手段。

（2）将医学理论与方法应用于运动健身，在运动风险评估、运动伤害防护、运动伤病诊治等环节发挥作用，规避运动风险。

（3）由政府主导，社会各方面共同努力、共同参与，目的是在运动健身、疾病预防、治疗、康复等领域服务于百姓健康，最终实现防控疾病发生与发展，降低医疗费用，提高生命质量。

1.2.1.2 体医融合的实现路径

（1）加强体育和医疗领域的专业互通。

（2）整合体育与医疗领域的人才资源。

（3）建立运动处方库。

（4）与各医院内有运动疗法需求的科室密切合作，开设运动处方和科学健身指导门诊，提供运动健康服务。

（5）宣传体育运动促进健康的理念，普及运动健身的科学知识，培养科学健身的生活方式。

1.2.2 体医融合的重要性

健康对每个人来说都至关重要，而健康又与运动和医疗息息相关。运动是预防"未病"，医疗是解决"已病"。因此，体医融合是"防未病、治已病"的有机结合。体医融合理念强调通过制订科学的体育锻炼计划，促使人们养成良好的生活习惯和健康的生活方式，具体体现在以下几个方面。第一，在疾病预防阶段，体医融合强调利用适当的体育锻炼增强个体的抵抗力和机体免疫力，从而有效降低患病风险。具体来讲，体育锻炼能增强个体的心肺功能、肌肉力量，以及灵活性和平衡性，有效预防心血管疾病、糖尿病和肥胖等慢性病。第二，在疾病治疗阶段，体医融合强调将运动作为辅助治疗手段，通过科学合理的运动计划，促进患者身体的血液循环，加快新陈代谢，增强其恢复能力。例如，心脏病患者可以通过适度的有氧运动改善心脏功能和增强耐力，关节炎患者则可以通过柔和的运动减轻疼痛并提升关节的灵活性。体医融合还强调根据不同人的身体状况、生活习惯和健康目标，制订个性化的健康管理计划。这能够有效提升健康干预的效果，确保每个人能在专业指导下享受运动带来的健康益处。

研究显示，慢性病已成为影响国民健康的最主要因素。更令人担忧的是，慢性病开始危及青少年的健康。我国多次体质测试结果显示，青少年体质健康水平呈下降趋势，肥胖、体质虚弱、近视等问题严重影响青少年的健康成长。体育活动的缺乏和体质健康水平的降低是青少年健康水平下降的重要原因。

体育和医学是促进人类健康的关键手段。其中，体育侧重疾病预防，目标在于增强体质和促进健康；医学则专注于治疗疾病和维护健康。两者紧密结合，共同促进人类健康水平的提升。体育和医学的融合并不是简单结合在一起，而是要求从医疗看体育，重新发现体育的功能价值，从体育看医疗，重新认识疾病的本质。促进与维护健康是体育和医学都追求的目标。经济的快速增长有利于扩大体医融合的广度与深度，达到防治结合的独特功效，有力促进健康中国的建成。

在体医融合的背景下，体育专业人员可以通过学习医学知识了解不同运动对人体的具体影响，有效避免运动伤害的发生，增强体育活动的安全性；医生则可以依据患者的具体健康状况制订科学的运动处方，指导患者进行合适的体育锻炼，加速其康复进程。由于每个人的身体状况和健康需求不相同，体育与医学的结合可以为个体提供量身订制的健康解决方案。

同样，"体医融合"也成为增强青少年体质的重要手段。因此，学校需要在不断加强体育的同时，教授学生医学知识，确保学生能够深刻理解科学运动的方法和运动健康的重要性。学校还需要设立健康咨询与运动指导中心，为学生提供个性化的运动健康管理服务，使学生养成健康的运动习惯和生活方式。对青少年来说，体医融合的重要性不仅体现在疾病预防和治疗上，还体现在促进心理健康上。体育运动可以有效帮助学生缓解压力，调节情绪，提高心理健康水平。医学的心理干预则可以增强学生的心理韧性，帮助学生更好地应对生活挑战。两者的紧密结合可以为学生提供全方位的健康支持，提升学生的健康水平。

体医融合的效益得到了大量科学研究的证实。科学、合理的运动对冠心病、脑卒中和慢性阻塞性肺疾病等都有明显的缓解作用。运动不仅对身体健康有益，还能显著改善心理健康。通过运动，个体可以有效对抗抑郁，减少焦虑。对罹患心理疾病的患者采取运动干预，可以有效减少患者的抑郁、焦虑和恐惧等症状，因为运动导致的生理变化与抗抑郁药效果相似，都有助于促进患者身心的全面恢复。体育锻炼可以有效改善人们的身体素质，尤其在预防和控制慢性疾病方面。现代医学不能解决所有健康问题，但是可以与体育相结合，在治疗中引入运动处方，有效减轻症状。已有研究表明，慢性病的预防、治疗及康复仅靠医学技术并不能从根本上得以有效解决，而加强体育锻炼对遏制肥胖增加趋势和其他久坐导致的疾病有良好效果。

体育锻炼在预防慢性病方面占据着举足轻重的地位，个体能够借助规律且系统性的体育锻炼有效管理体重，优化血糖与血脂状况，增强心肺机能，从而大幅度降低罹患高血压及心脏病的风险。而且，在慢性病的治疗与康复过程中，运动干预构成了不可或缺的一环。具体而言，心血管疾病患者借助适度的有氧运动，能够增强心脏泵血功能，促进血液顺畅循环，显著降低心脏病再发的风险。对于糖尿病患者而言，规律运动则是增强胰岛素敏感性的关键，有助于精准调控血糖水平，减少并发症的发生。癌症患者在运动的陪伴下，不仅能提升体能，减轻治疗带来的不适感，还能在心理层面获得慰藉，提升生活品质。至于慢性阻塞性肺疾病患者，适宜的运动锻炼能够增强肺部机能，提高呼吸效率，有效减少呼吸不畅的困扰。值得注意的是，体育锻炼除了影响身体健康，还深刻影响个体的心理健康。通过挥洒汗水，人们得以释放压力，改善情绪状态，增强自信心与自我效能感，为提升健康水平奠定坚实基础。对于抑郁症和焦虑症患者而言，运动干预能调节他们的神经递质水平，改善大脑功能，从而减少他们的负面情绪，帮助他们恢复心理健康。体医融合还有助于推动健康教育和健康管理的发展。通过普及科学的运动知识和方法，增强人们的健康意识，引导人们形成健康的生活方式。在社区和工作场所开展的健康教育活动和运动干预项目，可以显著提升人们的健康水平，有效预防和减少慢性病的发生。

1.3 运动健康的概念和价值

运动与健康的关系以及运动的健康促进作用已被诸多研究证实。在媒介传播技术日益发达和运动健康功效得到科学验证的背景下，运动成为增进健康的重要手段，而媒介传播成为提升运动参与水平的重要工具。运动健康传播是指以现代大众传媒为工具，旨在提升人们的运动参与水平，进而促进健康的一系列传播活动。运动健康传播关注的核心内容是如何利用媒介传播的优势，克服媒介传播的弊端，提升人们的运动参与水平，为促进人们的身心健康服务。

1.3.1 运动健康的概念

运动健康不仅包括个体的身体健康，还包括个体心理和社会适应能力的全面提升。其核心是通过科学、合理的体育锻炼，促进体力、耐力、柔韧性和协调性等身体素质的全面增强，从而提高个体的健康水平。这一概念不仅关乎个人生活方式的优化，还关乎社区和社会层面的健康提升，强调通过提供适宜的运动场地、设施和政策支持鼓励社区居民参与体育活动，实现全民健康目标。

"运动健康"这一概念聚焦运动与健康的双重维度。运动作为核心组成部分，涵盖诸如跑步、游泳、瑜伽及太极拳等体育活动。这些活动通过增强身体机能和促进社交与团队协作，深刻影响个体的心理健康，推动个体向更高层次发展。健康，这一概念不仅指单纯的无病状态，还指身体、心理及社会适应能力三方面不断演进、持续维护的过程。积极参与体育活动，是个体不断优化与巩固健康状态的有效途径。

在践行运动健康理念的过程中，科学性与适量性为两大核心要素。科学的运动规划，需要依据个体的年龄、性别、体质状况及健康水平量身订制，确保运动方案既具针对性又具可行性。适量运动则强调对运动频率、强度及持续时间的精准把控，旨在达成促进健康与避免过度消耗的完美平衡。具体而言，跑步作为经典运动方式，能有效增强心肺耐力；瑜伽则侧重于提升身体的柔韧性与平衡能力；太极拳则以其独特的运动形式，在增进身体协调性的同时，赋予练习者内心的宁静与平和。这些运动方式各具特色，共同构成促进运动健康不可或缺的多元选择。

运动健康理念不仅聚焦个体层面的福祉，还关注社区乃至社会的整体健康促进。个体健康与社区、社会的健康状态紧密相连，互为支撑。一个生机勃勃的社区的基石正是个体健康，以及社区成员间和谐互动与相互支持的良好氛围。鉴于此，社区应提供必要的运动资源与支持，包括场地、设施及政策支持，以推动全民健康水平的提升。除社区之外，政府应发挥引领作用，通过制订有利政策与加大资金投入力度，精心规划与建设公共运动设施，如绿意盎然的公园、设施完备的健身房、清澈见底的游泳池等，确保居民都能享有便捷、优质的运动空间。此外，社会团体也应发挥重要作用，积极策划和举办丰富多彩的体育活动与赛事，如马拉松、篮球赛及羽毛球比赛等。这些活动不仅能够激发居民参与体育的热情，还能无形中增强社区的凝聚力与居民的归属感，让运动成为连接人心的桥梁，共同绘制健康、和谐社区的美好图景。

运动健康对个体、社区乃至社会的健康水平，均具有不可估量的作用。随着现代生活方式的改变，体力活动减少成为不争的事实，这在一定程度上加剧了肥胖、高血压、糖尿病等慢性疾病的流行。因此，推广运动健康理念，鼓励人们积极参与体育活动，成为当前社会需要完成的重要任务。推广运动健康理念有利于鼓励人们积极参与体育活动，有效预防和减少慢性病的发生，从而提升全民健康水平。

全球范围内，越来越多的国家和地区更加重视运动健康理念的推广。芬兰、美国等国家凭借诸如全民健身计划的实施及相关政策的推动，成功激发了民众的体育参与热情，国民健康水平得到明显提升。在中国，运动健康理念的推广同样硕果累累。政府出台的一系列旨在促进全民健身的政策，不仅推动了公共运动设施的大规模建设，还促进了形式多样的体育活动的开展，极大地提升了民众的运动参与度与健康水平。值得一提的是，全国各地政府精心策划的"全民健身日"主题活动，已成为鼓励民众走出家门、投身运动的标志性事件，有效增强了民众的身体素质。同时，学校与社区作为推广运动健康理念的重要主体，也积极行动起来，通过组织丰富多彩的体育活动与竞赛，不仅丰富了民众的业余生活，还无形中提升了民众的健康水平。这一系列举措共同绘制了一幅全民参与、共享健康的生动画卷。

1.3.2 运动健康的价值

运动健康的价值在个人、公共健康体系和社会多个层面得到显现，不仅涉及个体的身体和心理健康，也影响公共健康政策和医疗资源分配，以及整个社会的健康水平。科学的体育锻炼和有效的运动健康管理，可以达到预防疾病、促进心理健康、提高生活质量、提升社会健康水平、促进健康行为养成、减轻社会医疗负担的效果。这些要素相互关联，共同构建了一个全面、系统的运动健康价值网络。

1.3.2.1 预防疾病

运动健康在预防疾病方面具有显著价值。科学的体育锻炼能有效防止多种慢性病，包括心血管疾病、糖尿病、肥胖和骨质疏松等。深入了解运动在预防这些疾病中的机制和效果，有助于认识其在公共健康领域的核心作用。

科学的体育锻炼可以为对心血管健康提供重要保护。心血管疾病是全球导致死亡的主要原因之一，而定期的科学体育锻炼是预防和控制这些疾病的有效方法。适宜的有氧运动，如跑步、游泳、骑自行车等，通过提高心脏输出量和改善血液循环，能有效降低血压和血脂，减少患动脉粥样硬化的风险。在运动过程中，心肌功能能得到良好的锻炼，如心脏的收缩力得到增强。这不仅有利于降低高血压、高血脂的发生率，还能延缓已经存在的心血管疾病的恶化进程，减少心脏病发作和中风的风险。科学的体育锻炼还能促进血管内皮细胞功能的改善，增加血管的弹性，降低血管硬化的速度，从而进一步保护心血管健康。

科学的体育锻炼在预防和控制糖尿病，尤其是 2 型糖尿病方面具有重要作用。糖尿病常与久坐及不健康的饮食习惯有关。运动时，肌肉对葡萄糖的需求增加，促进其摄取与利用，从而降低血糖浓度。此外，科学的体育锻炼还能增强胰岛素的作用，减少胰岛素抵抗。这不仅能有效预防糖尿病的发生，还能通过调整糖尿病患者的血糖和代谢状况，有效减少并发症。力量训练结合有氧运动对改善糖尿病患者健康状况尤为有效，因为这种组合不仅能增加肌肉质量和提高代谢率，还能改善心肺功能和提升整体健康水平。

在预防肥胖方面，科学的体育锻炼同样发挥着关键作用。肥胖是诸多慢性病的根源，而体育锻炼可以增加能量消耗，促进新陈代谢，防止脂肪堆积，调节体内脂肪与瘦体组织的比例，维持健康体重。

骨质疏松是老年人常见的健康问题，而体育锻炼可以有效预防和缓解此病。随着年龄的增长，人体的骨密度会下降，骨骼易脆弱和发生骨折。通过力量训练和负重运动，可以有效增加骨密度，增强骨骼强度。运动时，骨骼受到机械压力的刺激，骨细胞活性增加，骨矿物质沉积加强，从而达到增加骨密度、预防骨质疏松的效果。科学的体育锻炼还可以改善平衡和协调能力，减少跌倒的风险，从而降低骨折的发生率。

1.3.2.2 促进心理健康

研究和实践已经证明，运动能有效缓解焦虑、抑郁等心理问题，增强个体的情绪稳定性和心理韧性。深入了解运动促进心理健康的作用机制，有助于认识其在心理健康促进中的重要角色。

运动通过影响生理机制改善心理状态。运动时，身体会产生一种被称为"快乐激素"的天然化学物质——内啡肽，它能显著提升情绪，增强愉悦感，同时减轻压力和焦虑。内啡肽的镇痛和放松作用让个体在运动后感到舒适和满足，这是运动缓解心理压力的重要原因之一。此外，运动还能够有效提升血液中血清素与多巴胺等关键神经递质的含量，它们在情绪调节与心理健康维护中扮演着不可或缺的角色。血清素的增加犹如心灵的阳光，有助于驱散焦虑、抑郁的阴霾；多巴胺的增加则如同快乐的催化剂，与愉悦感及成就感紧密相连，让人的心情更加明媚。

不仅如此，运动还是个体加深自我认知与提升情绪管理能力的强大工具，人们能够通过持之以恒地参与体育活动增强自律与毅力，这种内在的力量推动着人们不断前行，同时自我效能感和自信心在汗水中得到增强。在运动中，设定并努力实现目标的过程，不仅是对身体的锻炼，还是对心灵的洗礼，教会人们如何应对挑战、克服困难，培养坚韧不拔的心理韧性。以长跑运动员为例，他们在日复一日的训练与比赛中，不仅要与身体的极限作斗争，还要不断克服心理上的疲惫与挫败感。也正是这份坚持与努力，让他们最终站在胜利的领奖台。

运动在增进社交与拓宽社会支持网络方面也具有独特优势。运动往往伴随着团队合作与社交互动，从而为参与者搭建了宝贵的交流平台。在团队运动中，合作与竞争并存，个体在努力实现目标的过程中，不仅锻炼了身体，还无形中编织起了紧密的社交纽带。这种共同经历，使参与者能够建立起稳固、深厚的人际关系，从中获得宝贵的支持与认可。这种社交互动，能有效减轻孤独感，增强个体的归属感与自信心。以篮球、足球等团队运动为例，在训练或比赛中，成员需要频繁的沟通、协调与配合，不仅能提升社交技能，还自然地拓宽了自己的社会网络，从而获得更为广泛的社会支持。同时，团队中弥漫的友情与互助氛围，更是为成员提供了情感支撑与心理慰藉，帮助他们有效应对心理压力与情绪困扰。

与此同时，体育活动以其独特的魅力，在改善睡眠质量方面展现出显著作用。面对一些人存在的失眠或睡眠质量不佳的问题，科学的体育锻炼如同一剂良方，能够帮助他们调节生物钟，引领他们进入深度睡眠。运动过后，体温的略微上升与随后的平稳下降，仿佛是大自然赋予的温柔催眠曲，引导着身体逐步进入休憩的最佳状态，从而促进深度睡眠的实现。而且，运动以其独有的方式，能减轻焦虑与压力，让紧绷的肌肉与神经系统得到放松，使个体在夜晚来临时能更加轻松地进入梦乡，并享受更长时间的深度睡眠。这种由体育活动带来的睡眠质量的改善，不仅能有效缓解失眠的困扰，还为人们的心理健康筑起了一道坚实的防线。在清晨醒来时，人们不仅身体充满了活力，心灵也沐浴在宁静与满足之中，为迎接新的一天做好了充分准备。

运动在心理治疗领域的应用日益广泛且深入。当前，诸如认知行为疗法、正念疗法等心理治疗方法，纷纷将运动视为不可或缺的干预策略之一。运动与心理治疗的巧妙融合，为患者开辟了一条更为高效舒缓压力、焦虑及抑郁的新途径。以正念行走与瑜伽为例，这些活动通过引导个体专注于身体的感觉与呼吸的流动，仿佛为心灵穿上了一层温柔的防护衣，能有效减轻个体的心理负担。在这一过程中，个体的自我觉察能

第1章 概 述

力得到显著提升,情绪调节变得更加得心应手。这种身心并重的治疗方式,不仅能极大地丰富心理干预的方法库,还能以其独特的疗效,助力患者全方位地恢复心理健康,重绘生活的色彩。

1.3.2.3 提高生活质量

运动不仅能显著增强体质,还在日常生活的方方面面播撒着积极的种子,对提高生活质量起着至关重要的作用。

在日常生活中,身体的灵活性与协调性支撑着人们的每一次行动。它不仅助力人们轻松完成基本生活任务,还在复杂多变的环境中赋予人们更强的适应能力。而运动则是磨砺身体机能的锋利刃器,它能让人们的肌肉更加有力,关节更加灵活,协调能力随之提升,从而在日常活动中大大减少不便与风险。对于老年人而言,适度的力量与柔韧性训练如同岁月的守护神,能够有效降低跌倒的风险,守护着老年人的自理能力。对于年轻人与中年人而言,增强体能与协调能力则是他们事业与生活的强大助力,不仅有利于他们提升工作效率,还能让他们在家庭与社会的广阔舞台上,尽情挥洒汗水,享受多姿多彩的生活。

运动在预防肥胖及其衍生疾病方面,扮演着举足轻重的角色,从而为提高生活质量奠定了坚实基础。肥胖,这一看似仅关乎外在形态的问题,实则与心血管疾病、糖尿病、高血压等一系列健康隐患密切相关。但通过持之以恒的体育锻炼,人们能够有效地管理体重,降低体脂率,从而将这些潜在威胁扼杀在摇篮中。健康的体重与体脂率,不仅是外在形象的加分项,还是内在自信的源泉。这无疑是提高生活质量的强大动力,让人们在享受生活的同时,更充满活力。

在心理与社会方面,运动同样发挥着不可替代的作用。科学的体育锻炼如同一位心灵导师,能够引领人们走出压力的阴霾,驱散焦虑与抑郁的迷雾。在运动的过程中,负面情绪得以释放,心灵得以慰藉,一种难以言喻的满足与放松感油然而生。这种积极向上的心理状态,无疑为人们面对生活与工作中的挑战提供了有力的心理支撑,使人们的应对能力与决策水平无形中得到质的提升，从而增强人们的愉悦感、成就感、幸福感。

参与各种体育活动能使个体扩展社交圈。尤其是团队运动，有助于培养合作精神和团队意识，增强人际信任。这种社交互动不仅能提升个体的社会适应能力，还能增强社区的凝聚力与和谐感。良好的社交关系和社会支持有利于提高个体对生活的满意度。高效的工作与学习能力，不仅是实现个人目标与攀登职业成就巅峰的得力助手，还是增强生活满足感的重要基石。而运动在其中扮演至关重要的角色，它帮助人们提升抗压能力和问题解决能力，使人们游刃有余地面对现代生活的快节奏与高压力。运动对身心的滋养，直接映射到工作与学习的效率提升上，形成了一股推动生活品质提升的强大动力。

当这股强大的动力延伸至家庭生活，其影响更是深远。健康的体魄与积极的心态，能够让个体以饱满的热情与不懈的努力，为家庭贡献自己的力量。此外，运动还成为家庭成员间情感交流的桥梁，通过共同参与体育活动，不仅能增加家庭成员间的默契，还能增强家庭的凝聚力与幸福感。运动以其独特的方式，促进了家庭成员之间的情感交流与身体互动，营造了一个充满爱与关怀的家庭氛围。在这样的环境中生活，无疑将大大提升每个家庭成员的生活满意度，让家成为最坚实的依靠。

1.3.2.4 提升社会健康水平

全民健身活动的广泛开展，能够有效减轻公共健康负担，降低医疗费用，提升社会生产力和增强人们的幸福感。在社区中积极推广体育活动，不仅能激发居民的运动热情，还能增进邻里关系，增强社区凝聚力，从而提升社会健康水平。社会健康水平的提升不仅对个体有益，还能显著减轻社会医疗系统的压力，节约公共健康资源。

倡导全民投入体育锻炼，是预防心血管疾病、糖尿病及肥胖等疾病的有效盾牌。这一举措不仅能加固个人健康防线，还能通过优化疾病预防与管理策略，减轻医疗体系的压力，降低公共医疗支出与医保负担。

居民共同参与社区跑步、运动会等体育活动，不仅能激发身体活力，还能在欢声笑语中加深邻里间的情感。社区凝聚力的增强，如同春风化雨，有利于营造一个温馨和谐、相互支持的居住环境，极大地提升居民的幸福指数与生活满意度，从而激励更多人投身运动中，共同绘制出一幅社区健康繁荣的美好图景。

一个强健的体魄能够支撑个体在工作与学习的过程中保持良好的状态。定期参与体育活动，无疑是为身心注入活力的重要途径，它不仅能让个体的体力与精力得到显著增强，还能激发个体的工作热情，推动工作绩效与生产力的双重飞跃。因此，由健康员工组成的团队，不仅是企业蓬勃发展的核心驱动力，还是社会健康水平提升的必要条件。

运动作为一股无形的力量，悄然提升着民众的生活满意度与幸福感。通过有效缓解压力与焦虑，改善情绪状态，促进社交互动，运动不仅滋养了个体的心田，更为社会绘制了一幅和谐幸福的图景，助力构建一个更加温馨、融洽的社会环境。

从经济学视角审视，运动健康的普及能够激荡起一股强劲的经济浪潮。体育产业涵盖体育设施、体育赛事、体育用品等，它们的发展，不仅能拉动相关产业链的发展，还能为社会创造大量的就业机会。同时，充满活力与健康的民众，能显著减轻医疗体系的负担，降低社会整体的医疗成本，使资源得以流向教育、科技、文化等更多元的社会发展领域，为社会的全面进步与繁荣注入不竭动力。

1.3.2.5 促进健康行为养成

运动健康的推广在促进健康行为养成上扮演着关键角色，因为运动不仅是一种身体活动，更是一种生活方式和行为习惯。通过践行运动健康理念，个体能够形成健康的生活习惯和正确的行为模式，从而显著提升生活质量和社会适应能力。

通过参与各类体育活动，个体能够建立规律的运动习惯，这种习惯又能够促进个体其他健康行为的养成。例如，进行规划性运动的人通常会制订详细的运动计划并严格执行。这种自律行为不局限于运动本身，还会扩展到生活的其他领域，如饮食、作息和工作，有助于维持规律的作息和健康饮食，避免熬夜、暴饮暴食等不良习惯，显著降低健康风险。

持续参与体育运动需要克服惰性和身体的不适，这个过程本身是对意志力的锻炼。长期坚持下来，个体会感受到运动带来的身体上的积极变化，从而产生成就感，这种成就感会进一步促使个体对健康行为的坚持。在运动场上培养的坚持精神，同样适用于应对生活和工作中的挑战，使个体保持积极向上的心态面对困难。

丰富多彩的体育项目的核心魅力在于团队合作与共同奋斗。置身团体运动中，每个参与者都能深刻体会到合作的真谛，学会在集体中找准自己的定位，并与其他参与者一起为团队的荣耀不懈拼搏。这种精神，不仅是体育竞技胜利的催化剂，还是个人成长道路上不可或缺的宝贵财富，如助力个体与同事默契配合，共创佳绩，营造和谐向上的工作氛围，增强团队的向心力。

体育活动有助于搭建起人际交往的广阔平台，特别是在团队运动中，每一次的并肩作战都能加深彼此的理解与信任，提升沟通与协作能力，这些能力的掌握，能让个体在日常生活与职场竞争中展现出更大的优势，自信从容地面对每一次挑战。

当今社会，健康的体魄与良好的生活习惯已成为个体竞争力的要素。定期锻炼不仅有助于抵御疾病侵袭，还有助于端正生活态度，促进工作效率与生活品质的双重飞跃。面对挑战与压力，健康之躯与乐观心态能让个体保持冷静，尽显风采。此外，在体育活动中培养的自律、坚持和团队合作精神，也能够显著提升个体的职业素养，促进个体的职业成功。

1.3.2.6　减轻社会医疗负担

运动对慢性病的预防和治疗效果显著，从而减轻社会医疗负担。科学的运动和健康的生活习惯能显著降低糖尿病、高血压和心血管疾病的发病率，从而降低医疗费用和社会保险支出。

第1章 概 述

糖尿病与久坐紧密相关，增加身体活动量可以有效控制血糖水平并减轻胰岛素抵抗。研究显示，适当的有氧运动和力量训练能显著增强胰岛素敏感性，调节血糖。这种运动干预不仅可以预防糖尿病的发生，还可以有效缓解糖尿病患者的病情，降低并发症的风险。

高血压和心血管疾病也是严重威胁健康的慢性疾病。通过规律的体育锻炼，可以显著改善心肺功能，有效控制血压和血脂水平。运动可以增强血管弹性，降低患动脉硬化的风险。长期坚持运动可减少心血管疾病的发生，从而降低住院治疗的频率和相关医疗费用的支出。通过运动预防和控制这些疾病，人们不仅能享受更健康的生活，还能显著减轻社会医疗负担。

践行健康生活方式，不仅能筑起抵御疾病的坚固防线，还能降低住院率和减轻医疗开支的沉重负担。健康个体住院需求的减少，能直接释放宝贵的医疗床位资源，有效缓解医疗体系面临的压力。与此同时，预防性健康管理策略与运动干预措施的成本效益比，远低于治疗疾病所需的费用，为医疗资源的高效配置开辟了新路径。

积极推广运动健康理念并倡导人们践行此理念，不仅能够减少社会整体的医疗支出，还能促使医疗资源向更需要紧急援助与特殊护理的患者倾斜，实现资源的优化配置。更为重要的是，一支强健的劳动力队伍，是社会生产力持续发展的基石。运动健康理念的推广，有利于遏制由健康问题引发的生产力流失，为个体职业生涯的稳健发展与经济收入的稳步增长奠定坚实基础。这股由内而外的健康力量，能极大地提升整个社会的经济效益与国际竞争力，绘出一幅社会繁荣、人民安康的美好图景。

"健康中国2030"引领了全民健康新风尚。政府通过政策引导与资源倾斜，加速构建公共运动设施网络，并精心策划各类全民健身活动，旨在普及健康生活方式。这一系列举措显著增强了民众的健康意识，提升了民众的运动参与度，使慢性病发病率明显下降，社会医疗费用支出得到有效控制，为构建更加健康的社会奠定了坚实基础。

第 2 章　智能化转型对体育健康促进和体医融合的影响

智能化转型正以前所未有的速度和广度影响着各行各业,体育健康促进与体医融合领域也不例外。随着大数据技术、人工智能、虚拟现实(virtual reality,VR)、增强现实(augmented reality,AR)以及物联网技术的快速发展,这些技术的集成应用正在革新健康管理和医疗服务的方式。本章探讨智能化转型的定义与组成、智能化技术对体育健康促进理论的影响,以及智能化技术在体医融合中的应用。通过这些探讨,了解智能化技术如何增强健康干预的精准性、个性化程度和实时性,为实现全面的健康促进提供科学依据和实践指导。

2.1 智能化转型的定义与组成

本节重点介绍以人工智能、虚拟现实、增强现实以及物联网这些技术应用为核心的智能化转型,探讨这种转型在促进个性化健康管理、提升康复效果和优化健康教育中的具体作用,为实现科学、精准的健康促进提供理论基础。

2.1.1 智能化转型的定义

智能化转型深度融合了数据分析技术与人工智能技术等,可重塑健康管理、体育训练及医疗服务,赋予其前所未有的效率与成效。智能化转型在健康促进与体医融合中扮演着至关重要的角色,不仅能显著优化操作流程,还能以精准、个性化的服务,引领行业迈向更高的服务水平。智能化转型并非技术元素的简单堆砌,而是一场深刻且系统性的变革,倡导全方位整合数字技术与智能工具,构建起体育与健康管理无缝衔接的桥梁,实现两者的深度融合与共生共荣。这种转型不仅是对既有操作模式的改造与升级,还为健康管理与体育训练开辟了一片充满无限可能的新天地,引领人们探索更加高效、精准、个性化的健康管理与体育训练之道。在传统的体育健康管理中,数据的采集和分析常常受到时间和

第2章 智能化转型对体育健康促进和体医融合的影响

空间的限制，健康管理和体育训练计划的制订依赖经验和定期的人工评估，难以实时调整和优化。而智能化转型可实现实时数据采集和分析，以及健康管理和体育训练计划的动态调整，从而使计划适应个体的具体情况。这不仅能提高健康管理和体育训练效率，还能增强健康干预的精准性。智能化转型在体育健康促进中的一个显著优势是可实现个性化服务。每个人的身体状况、健康需求和运动目标各不相同，传统的、一概而论的体育健康促进方法往往不能满足个性化需求。应用智能化技术，能全面分析个体的健康数据，帮助个体制订个性化的健康和体育训练方案。例如，应用人工智能技术，根据人们的实时身体状态和体育训练反应调整训练强度和内容。这种个性化的方案不仅可以提升训练效果，还有助于预防运动相关伤害。

智能化技术的应用如同为医疗服务装上了"慧眼"，能够实现对身体状况的实时、精准监控，及时发现健康隐患，从而迅速进行有效的健康干预。智能康复设备能够根据患者的实际康复进展，灵活调整康复策略，为患者制订个性化康复方案，提升康复效率。此外，智能化转型还增强了健康管理与体育训练的互动性和人们的参与感。通过智能设备与应用程序，个体能够随时随地掌握自身健康与体育训练动态，即时获得专业反馈信息与个性化建议。这种即时互动，不仅能激发人们的参与热情，还能让人们拥有前所未有的健康管理与体育训练自主权，促进人们健康行为的形成。

智能化系统的引入，给体育训练与健康管理的决策过程带来了变革。如今，决策不再仅凭经验与直觉，而是基于大数据，依托先进的模型预测技术。这种数据驱动的决策，能极大地增强决策的科学性与可信度。在体育训练中，智能化系统能通过对人们的历史训练数据与当前状态的深度剖析，精准预测训练成效与潜在健康挑战，为制订个性化、科学化的训练方案提供数据支持。在精细健康管理领域，智能化系统如同守护健康的哨兵，持续追踪并分析个体的健康数据，一旦发现健康隐患，便立即拉响警报，从而有效降低疾病侵袭的风险，为人们的健康之路保驾护航。

现代健康管理的一个关键趋势是从以治疗为主转向以预防和健康促进为主。智能化技术为这一转变提供了关键的技术支持。应用智能化技术，可对个体健康数据进行持续监测和分析，从而及时识别健康风险，实施早期干预，进而避免疾病的发生或进一步恶化。例如，智能手环和健康监测设备能实时监测人们的身体状态，提醒人们进行必要的运动和健康管理，辅助人们培养健康的生活习惯。

智能化转型不仅有助于提高健康管理和体育训练的效率，还有助于推动相关理论和实践的发展。应用智能化技术能够收集大量健康数据和运动数据，这些数据是健康管理和体育科学研究的宝贵资源。通过对这些数据进行详细分析和研究，人们可以深入地了解运动与健康之间的联系，探索新的健康促进方法和策略，从而提升健康管理和体育科学的水平。

2.1.2 智能化转型的组成

2.1.2.1 大数据驱动

智能化转型的基石无疑是大数据。换言之，通过对海量健康数据的深度挖掘与分析，人们可以了解个体健康的深层奥秘与个性化需求。大数据驱动策略，为体育健康促进与体医融合的深度融合注入了强劲动力，彻底革新了人们解读健康资讯的范式。从基础的心率、血压、体温等生理参数到高深的生物标记、基因序列乃至环境变量，大数据无所不包。如此全面的数据融合，能够使人们构建出自身健康的立体画像，为精准评估与干预提供前所未有的可能。

大数据在运动员训练领域的运用，堪称精准、高效的典范。每场训练，运动员的运动强度、量度、心率波动、肌肉活跃度以及疲劳状态，无不被细致记录。这些数据得以让教练实时洞悉训练成效与恢复进展。

特别是对心率波动与肌肉活跃度的剖析,能够帮助教练灵活调整训练策略,规避过度训练的风险,从而在保障运动员安全的同时,最大化训练效益,延长其运动生涯。

在日常健康管理领域,大数据同样扮演着不可或缺的角色。智能手环、手表等可穿戴设备,宛如人们的贴身健康卫士,默默记录着人们的步数、心率、睡眠质量乃至体温波动。通过对这些数据的深度挖掘与分析,人们能够洞察自身健康的微妙变化,从而量身订制科学的健康管理方案,让健康之路更加清晰可循。深度剖析个体的健康数据,能够精准捕捉常见疾病的预警信号,实现风险的早期识别与干预。对血压、血糖、胆固醇等指标的动态监测,能够帮助人们预见心血管疾病的潜在威胁,并提前采取预防措施。针对糖尿病患者,持续追踪其血糖波动与饮食习惯的细微变化,是控制病情、抵御并发症侵袭的重要方法。

在社区健康管理领域,大数据更显其不可或缺的价值。依托社区健康监测系统,相关人员得以汇聚并分析居民的健康数据,从而绘制出社区健康的宏观图景与微观细节。通过对这些数据的深入剖析,高风险群体成为社区实施精准健康教育与干预的重点对象。同时,大数据能够助力社区健康管理系统优化资源配置,确保健康服务既高效又广泛,为社区居民的福祉保驾护航。

2.1.2.2 人工智能技术应用

人工智能技术是智能化转型的核心。人工智能算法通过处理大量健康数据,能够提供精准的疾病诊断和个性化的治疗建议。在体育健康领域,人工智能技术的应用尤为重要,它不仅转变了传统的训练和健康管理模式,还开启了个性化和精准健康管理的新可能。

传统方法依靠人工处理和分析,效率低且易出错。而人工智能技术可以快速处理来自各种监测设备和健康记录的海量数据,并提取有价值的信息。人工智能技术通过识别数据中的复杂模式和趋势,对早期疾病检测和预测极为关键。例如,通过分析运动员的训练数据,人工智能技术能识别潜在的健康风险，并提出预防性建议。

针对不同运动员的不同身体状况和训练需求，依据运动员的生理数据、训练历史和目标，人工智能技术能生成订制化的训练计划。人工智能技术的应用不局限于提供静态的训练建议，还能根据实时数据动态调整训练内容，确保训练计划的科学性和有效性。这种个性化训练方案不仅能增强运动员的身体机能，还能有效降低运动伤害的风险。

在监测和反馈领域，人工智能技术也能提供卓越的支持。实时监测是运动健康管理中的一个关键环节，人工智能技术通过整合来自可穿戴设备、智能传感器等多种监测工具的数据，能够实时评估运动员的身体状况。在进行高强度训练时，人工智能技术能够监测运动员的心率、呼吸频率、肌肉疲劳等多种生理参数，及时识别异常并发出警告，预防过度疲劳或运动相关伤害的发生。此外，人工智能技术提供的详细反馈有助于运动员了解自身的训练表现和身体状态，从而优化他们的训练策略。

在运动损伤和疾病康复领域，人工智能技术能显著提升康复训练的成效。人工智能技术可以通过分析康复训练数据，提供个性化的康复方案，实时监控康复进展，并根据过程中的变化调整康复计划。人工智能技术还可以分析患者的运动范围、为其肌力和协调性，提供订制化的训练建议，加速患者的恢复过程。结合虚拟现实技术，人工智能技术能够模拟真实的训练环境，为患者创造沉浸式的康复体验，进一步提高康复效果。

在健康教育和行为干预领域，人工智能技术同样展现出其独特的优势。借助人工智能驱动的健康管理应用程序，人们可以随时获得个性化的健康建议和教育内容。同时，该应用程序可以根据用户的健康数据和行为习惯，提供订制化的健康指导，从而促进健康生活方式的养成。人工智能技术还能通过行为数据分析，识别和改善不良习惯，提供行为干预建议，帮助人们改善健康状况。

通过利用人工智能算法分析大量的健康和运动数据，研究者能够探索运动与健康之间的复杂联系。人工智能技术能够辅助研究不同训练类型对人体各系统的影响，全面分析运动对心血管系统、肌肉、骨骼以及神经系统的作用。这些研究成果不仅有助于制订更为科学的训练和健康管理计划，还有助于促进运动医学和生物医学的进展。

2.1.2.3 虚拟现实和增强现实技术

虚拟现实和增强现实技术在运动康复和健康教育领域的应用具有极高的价值，不仅为现代体育科学引入了创新工具，还显著增强了人们在训练和治疗方面的能力。

虚拟现实技术通过创造三维、沉浸式的虚拟环境，能模拟现实生活中的运动场景，允许患者在安全的虚拟环境中练习生活技能，加快恢复进程。虚拟现实环境可以根据患者的具体康复需求和进展进行订制，从而使训练既科学又具吸引力。通过运用虚拟现实技术，康复训练可变得更加灵活多样，患者可以在无风险的环境中进行各种运动训练，如步行、跑步或更复杂的协调性训练。虚拟现实技术在运动员心理训练中也显示出巨大潜力。通过模拟高压比赛情境，运动员可以提前适应比赛环境和氛围，有利于在真实比赛中表现得更加镇定自如。这种训练方式有助于增强运动员的心理韧性，提高他们的比赛表现，从而促使他们更好地应对压力和不确定性。

与虚拟现实技术不同，增强现实技术通过在用户的现实视野中叠加图像、文字或其他数据信息，从而营造出虚拟与现实共享同一空间的技术。在健康教育领域，增强现实技术可以极大地增强健康教育的互动性和实用性。例如，增强现实可以用于解剖学教学，通过在学生视野中叠加三维解剖模型，学生能够从各个角度深度理解人体结构。增强现实技术在营养教育中同样发挥重要作用，能通过识别食物并显示其营养成分，从而帮助个体做出更健康的饮食选择。在运动技术训练中，增强现实技术能提供即时反馈，协助运动员和教练即时调整技术动作。增强现实技术通过在运动员视野中叠加正确的技术动作指导，能够帮助运动员加快技能掌握并改正错误动作，提高训练成效，同时减少由技术不当造成的伤害风险。此外，增强现实技术在日常环境中叠加健康提示和动力激励，能够提醒人们保持健康习惯。例如，增强现实设备可提醒用户每隔1小时进行站立活动或提供短时健身指导，促使健康行为的形成。

2.1.2.4 物联网（IoT）设备

物联网设备，特别是可穿戴设备和智能家居设备，通过实时采集和传输健康数据，为健康监测和管理提供了前所未有的便利。物联网设备最大的优势是它能够在不干扰人们正常活动的情况下连续监测人的健康指标，如心率、血压、血氧饱和度等。物联网设备还能将实时采集的数据即时反馈给用户，以助力用户的慢性病管理和预防。

无论是运动员还是普通用户，都可以根据物联网设备提供的实时数据调整自己的训练强度，减少受伤风险的同时优化训练成果。物联网设备还可以通过监测运动员训练时的心率和能量消耗，适度推荐增加强度或进行恢复训练的建议，这增强了训练的个性化和科学性。

长期的数据积累为科学研究提供了大量实证数据，这些数据对于揭示运动习惯、生活方式与健康之间的联系至关重要。它们之间的联系可以指导公共健康政策的制订和个人健康行为的调整。通过实时监测关键生理指标，物联网设备可以在异常情况发生时立即提醒用户和医疗服务提供者。对于心血管疾病患者而言，这种即时监测和预警系统在关键时刻能挽救生命。

在智能家居领域，物联网设备的集成使居家健康管理变得更加智能和自动化。智能家居系统可以根据居住者的健康状况和习惯调整环境参数，如空气质量、室内温度和照明，以此提高居住者的舒适度和健康水平。智能厨房设备可以根据居住者的健康需求和营养目标自动推荐健康食谱和饮食建议。

物联网设备的普及和应用开启了全新的健康管理和运动训练时代，为个体提供了量身订制的健康解决方案。物联网设备不仅在个体层面发挥作用，还在群体健康管理层面发挥作用。公共卫生部门通过社区的健康监测系统可以收集大量居民的健康数据，并通过分析数据识别潜在的公共健康问题，以实现公共健康干预策略的优化和资源的合理分配。例如，在流行病暴发初期，物联网设备可以帮助追踪症状和传播路径，提供及时的数据支持以有效控制疾病的扩散。

物联网设备还具备互联互通的特性，从而使数据整合和跨平台应用成为可能。尤其是基于不同物联网设备搭建的健康管理系统可以整合来自不同设备的数据，从而为用户提供全面的健康画像，使用户获得更加全面、精准的，涵盖运动、饮食、睡眠等多个方面的健康建议。物联网设备的互联互通还有助于实现跨学科的研究合作，推动体育科学、医学、营养学等学科的协同发展。

随着物联网设备的普及，健康数据得以实现广泛采集和传输，在这个过程中，数据的安全存储以及防止数据泄露和滥用，逐渐成为研究者和开发者共同关注的焦点。采用先进的加密技术和数据保护措施，可以有效增强数据的安全性和提升隐私保护水平。同时，制订和遵守严格的数据使用规范，也是确保物联网设备健康管理系统可持续发展的关键。

2.2 智能化技术对体育健康促进理论的影响

智能化技术在个性化健康管理、精准健康干预、健康教育和社区健康管理中的应用，正在彻底改变传统的健康管理模式。本节将探讨智能化技术对个性化健康管理理论、精准健康干预理论、健康教育和行为改变理论以及社区健康管理理论的影响。通过大数据分析、AI算法、VR和AR技术以及智能健康平台的支持，智能化技术，包括大数据分析、人工智能算法、虚拟现实和增强现实等，不仅能提升健康干预的效果，还能增强个体和社区的健康意识和参与感，为实现全面健康促进提供科学依据和实践指导。

2.2.1 个性化健康管理理论

由于人们在健康状况、生活习惯、环境因素等方面存在不同，所以需要更具个性化的健康管理方案来提高健康干预的效果。然而，传统的健康管理模式对所有个体施行的往往是相同的健康管理措施，即采用统一的标准和方法，这种方式很难满足个体多样化的需求。基于此，在个性化健康管理理论的指导下，只要充分利用智能化技术，就能为个体量身订制健康管理方案。

大数据分析和人工智能算法可以对个体的健康数据进行深入分析，人工智能算法通过对这些数据进行分析，可以识别出个体的健康风险和潜在问题，并以此为依据为个体制订符合其情况的健康管理方案。比如，如果对个体的分析结果显示其可能有患高血压的风险，人工智能算法就会为其制订干预措施，如调整饮食结构、增加有氧运动等，以降低个体的患病概率。这种个性化的健康管理模式的针对性与干预效果尤为突出。相较之下，传统健康管理模式常因忽视个体差异，导致干预措施的效果不尽如人意。智能化技术的应用，为疾病的预防与治疗提供了更为高效的助力，从而有力地推动了个体健康水平的提升。

具体来说，个性化健康管理具有以下重要作用。

第一，智能化技术的引入极大地增强了个体的健康意识。借助这些技术，人们能够实时了解自己的健康状况，并收到个性化的健康建议，从而更加关注自身健康问题，并更加积极地投身于健康管理活动中。

第二，增强健康管理的连续性和系统性。在传统的健康管理方案下，个体往往在出现了明显的健康问题后才寻求医疗帮助。而智能化技术可以帮助个体实现对自身健康状况进行持续性监测和管理。这样一来，个体不管存在何种健康问题，都可以及时预防，或者避免小病发展成大病。

第三，为运动员的训练和康复提供新的思路。运动员的身体状况和训练需求各不相同，在智能化技术的帮助下，教练和医护人员可以更加详细地了解每一个运动员的具体情况，并以此为依据制订个性化的训练计划和康复方案，最大限度地提高训练效果，并有效避免运动损伤的发生。

2.2.2 精准健康干预理论

随着智能化技术的发展，健康管理发生了革命性的变革，尤其是在监测个体健康数据方面，健康管理突破了传统健康管理模式的局限性，变得更加精准。因此，对精准健康干预理论进行深入探讨，并对智能化技术在健康管理中的作用进行深入分析，就成为当前研究的重要课题。

第一，随着智能设备和传感器的应用，实时健康监测成为可能。这些设备可以持续获取个体的心率、血压、体温、血糖等生理数据，从而方便人们更加全面地掌握自身健康状况。借助无线通信技术，智能设备可以将这些数据传输到健康管理系统，相比于传统健康管理模式下依赖间隔较长的体检数据来说，这更能确保数据的及时性和准确性，使健康监测更具连续性和动态性。

第二，在健康数据分析中，人工智能技术的应用是精准健康干预的核心。传统的健康管理模式往往采用通用的健康指导，难以针对个体的具体情况进行调整。而人工智能技术可以在对健康数据进行深度分析后，识别个体潜在的疾病和可能存在的健康风险，然后有针对性地提供干预措施。这样一来，健康管理不再是被动的、滞后的，而是主动的、实时的。

第三，智能设备和人工智能技术的结合大大增强了健康干预的精准性。运动员在训练前需要对自己的身体状态有一个全面的了解，以免出现过度训练或身体损伤的情况。在智能设备的帮助下，运动员便可实时了解自己的心率、呼吸频率、肌肉疲劳程度等生理参数，同时，这些数据也能传输给教练和医护人员，从而有效降低运动损伤的风险。

人工智能技术能够持续不断地监控并分析健康数据，尽早捕捉潜在的健康问题信号，并在症状显现前采取干预措施。就拿血压与血糖监测来说，人工智能技术能够精准预测高血压与糖尿病的发病风险，并据此提供个性化的生活调整与药物治疗建议。这样一来，个体就能在疾病发生前或初期采取行动，有效控制病情发展，从而减轻对长期健康的负面影响。此外，人工智能技术通过分析个体的日常行为数据，如饮食习惯、运动频次及睡眠质量等，能够深刻洞察个体的健康习惯，并据此提出有针对性的改进建议。这些建议旨在引导个体逐步优化生活方式，促进健康习惯的持续改善。借助智能设备与健康教育平台，个体能享受到实时的健康指导与反馈，这为个体调整健康行为和习惯提供了有力支持。

智能健康平台通过整合和共享社区居民的健康数据，促进协同管理和数据透明，从而提升社区健康服务的效率及居民的参与度。得益于智能化支持活动，如健康讲座、体育活动指导和健康筛查等，社区的整体健康水平得到有效提升。同时，健康管理模式也由传统的医疗机构主导转向以个体为中心。这种转变强调了个体在健康管理中的主动性和参与性。借助智能健康平台，个体能实时接收健康数据和订制化建议，从而不断地调整健康习惯。。

2.2.3 健康教育和行为改变理论

智能化技术正引领健康教育方式的革新，同时在推动行为改变方面取得了显著成效。智能化技术能够紧密追踪并分析个体的行为数据，包括运动、饮食、睡眠等多个方面，从而精准识别出不健康的生活方式。基于对这些数据的全面分析，智能化系统便能够量身订制科学、精准的行为改善方案。这些方案不仅具有高度的个性化，还能根据个体的实际情况进行灵活调整，确保在形成健康习惯的过程中，确保个体得到持续、有效的支持与指导。

在运动健康领域，智能化技术能极大地增强行为改变效果。智能设

第 2 章　智能化转型对体育健康促进和体医融合的影响

备监测运动数据并结合人工智能技术进行分析，能为个体提供科学的运动建议。这些建议不仅有助于增强运动效果，还有助于预防运动损伤。通过持续的监测和反馈，智能化技术使个体能够随时了解自己的运动状态，及时调整运动强度和方式，从而形成良好的运动习惯，实现长期健康的目标。

在健康教育与行为改变的理论框架中，个体的主动性与参与性占据核心地位。智能化技术以其互动式教育平台和个性化行为管理方案，极大地激发了个体参与健康管理的热情与动力。在这一过程中，个体不再是信息的被动接收者，而是通过积极的互动与亲身体验，转变为知识的主动学习者。这种主动参与的学习模式，能够显著增强个体的健康责任感与自我管理能力。同样，行为改变的过程也离不开个体的积极参与。智能化技术为个体提供了强有力的支持，使他们能够更加自觉地遵循健康行为建议，从而在实现个人健康管理目标的过程中迈出更加坚定、有力的步伐。这一系列的积极变化，共同促成了更加卓越的健康管理效果。

针对社区健康管理领域，虚拟现实与增强现实技术的融入，为这一领域带来了前所未有的机遇。借助智能化技术，能够打造出更加鲜活、互动性强的宣传活动。社区成员在参与趣味横生的健康游戏，以及互动式的健康展示中汲取健康知识。智能化技术还为社区管理者提供了强大的支持，使他们能够精准监测社区成员的健康行为模式。依据深入的数据分析，社区管理者能够迅速识别出普遍存在的健康问题，并据此策划出具有针对性的健康促进活动。这种全方位、多维度的健康管理策略，有利于加深社区成员之间的紧密联系，共同营造一个更加健康、和谐的社区环境。

智能化技术在公共健康管理领域中的应用也极为重要。通过收集和分析大规模的数据，公共健康管理部门可以识别群体的健康行为模式和风险因素，从而制订更有效的健康政策和干预措施。智能健康平台不仅可以普及健康知识，提高公众健康素养，还可以通过分析和反馈行为数据促进全社会健康行为的改善。这种综合管理模式不仅有助于提高公共健康管理的效率,还助力提升社会的整体健康水平。

2.2.4 社区健康管理理论

智能健康平台的建立,使健康数据的共享和协同管理成为可能,并大大提升了社区健康服务的效率。深入探讨智能化技术如何在社区健康管理中发挥作用,提升社区成员的健康参与度,有助于显著提升社区的整体健康水平。智能健康平台通过整合多种健康监测设备和数据源,实现了社区成员健康数据的集中管理。个体的健康数据通过智能手环、智能手表等可穿戴设备实时采集,并被传输到社区健康管理系统。这些数据不仅包括基本的生理指标,如心率、血压、血糖等,还包括生活习惯、运动量、饮食结构等健康信息。通过集中管理和分析数据,智能健康平台能够全面了解社区成员的健康状况,识别潜在的健康风险,从而制订有针对性的健康干预措施。

传统的社区健康服务往往缺乏数据共享机制,导致出现健康管理的信息孤岛现象。智能化技术通过云计算和大数据分析,实现了健康数据的实时共享和协同管理,使社区健康服务更加高效和精准。社区医生、健康管理员、运动指导员等各类健康服务提供者可以通过平台共享健康数据,共同制订和实施健康管理方案,从而提供全方位的健康服务。这种协同管理模式不仅有助于提高健康服务效率,还有助于增强健康干预的综合效果。智能健康平台借助智能化技术的支持,能有效组织社区健康活动,提升成员的健康参与度。社区健康活动是提升社区整体健康水平的重要手段,传统的组织方式往往存在效率低、参与度不高的问题。而大数据分析和人工智能算法可以根据社区成员的健康数据和需求,制订科学的活动计划。依托智能健康平台,社区健康活动不仅形式多样、内容丰富,还能实时反馈和调整,确保活动效果最大化。

智能健康平台以其个性化的健康教育与指导策略,加深了社区成员

第 2 章　智能化转型对体育健康促进和体医融合的影响

对健康管理的认识，增强了他们的执行能力。该平台精准捕捉每个成员的健康数据与行为习惯，量身订制贴合其需求的健康建议与教育内容。这些个性化的指导方案，不仅能让社区成员轻松掌握科学、实用的健康知识，更无形中增强了他们的健康责任感与自我管理能力。此外，智能健康平台还通过定期发布健康报告，为社区成员提供了一个清晰、直观的自我健康监测窗口。这一举措极大地激发了成员关注自身健康进展的热情，促使他们更加积极地参与各类健康管理活动，共同推动社区整体健康水平的稳步提升。

智能健康平台在公共健康突发事件处理中具有突出优势。该平台凭借强大的实时监测与数据分析能力，能够敏锐地捕捉健康异常信号，并与相关部门无缝对接，迅速启动应急响应机制，有效遏制健康问题的蔓延与加剧。此智能化应急流程不仅极大地增强了事件处理的时效性，还深刻增强了社区成员的安心感与团结力。该平台持续对健康数据进行深度挖掘与分析，不仅能够及时发现健康管理中的短板，还能够驱动健康服务与策略的不断优化升级。这一持续改进的循环机制，推动着社区健康管理迈向新高度，社区成员的健康得到持续且显著的改善。

依托智能健康平台的数据赋能，社区得以采取更加科学的方式组织体育健康活动，并精准订制针对个体与群体的运动方案。智能化技术的深度融合，进一步促进了运动效果的优化，确保活动的科学性与实效性均得到显著增强。在智能健康平台的支持下，社区体育活动不仅更加丰富多彩，还极大地激发了社区成员的参与热情，带来了健康水平的显著提升。此外，智能健康平台通过数据共享与协同管理机制，有效助力识别并解决社区中存在的健康问题，确保每个成员平等享有健康服务的权益。智能化技术的广泛应用，促使健康资源得到更加合理的分配，服务范围实现了更广泛的覆盖，从而全面提升了社区健康管理的整体水平与质量。

2.3 智能化技术在体医融合中的应用

智能化技术在体医融合中的应用，不仅标志着健康管理与医疗服务达到了一个全新的高度，还有助于促进体育与医学两大领域的深度融合与协同发展。

2.3.1 大数据技术在体医融合中的应用

大数据技术通过全面整合与高效利用海量的健康数据资源，极大地提升了医疗服务的个性化水平。具体而言，大数据技术能够深入剖析个体的健康数据，为医疗机构与智能健康平台提供详尽的个体健康画像，助力其制订更加科学合理的健康管理策略与治疗方案。同时，该技术还能精准识别健康风险因素，提前预测疾病发展趋势，为疾病的预防与早期干预提供了强有力的数据支撑与科学依据。

大数据技术作为体医融合的基石，首要任务是全面、细致地采集个体的健康数据，这些信息涵盖生理指标、日常习惯、基因序列以及详尽的医疗记录等。通过这一系列的数据整合，大数据技术为每一个人量身打造了一幅全方位、动态的健康画像。在这一过程中，先进的健康监测设备与电子健康记录系统扮演着至关重要的角色，它们如同敏锐的哨兵，实时捕捉并记录健康的每一个细微变化，随后这些数据会被送入大数据平台进行存储与精细处理。次要任务是深入剖析海量健康数据，揭示个体健康状况的演变轨迹以及至关重要的健康影响因素。例如，通过长期对健康数据的细致分析，人们可以清晰地看到某些生活习惯如何潜移默化地影响着自身的健康，从而进行有针对性的改变。

大数据技术借由对海量健康数据的深度剖析预测疾病的能力，对公共卫生管理与个体健康维护而言，无异于一双能洞察未来的慧眼。公共卫生机构可据此制订精准有效的预防措施与健康干预策略，有效遏制疾病的蔓延与恶化。对于个体而言，分析结果如同预警信号，助其提前察觉潜在的健康危机，采取预防性措施。针对个性化医疗，大数据技术更具重要价值。以慢性病管理为例，大数据技术能够持续追踪并分析患者的健康数据变迁，据此调整治疗方案，无论是药物剂量的优化，还是生活方式的科学干预，都力求精准到位，从而显著增强治疗效果，提升患者的生活质量，让健康之路更加顺畅。

通过对健康数据的分析，可以精准地了解不同地区和人群的健康需求，从而优化医疗资源的分配。医疗机构可以利用大数据分析的结果合理安排医疗资源，确保资源的高效利用。这不仅有助于提高医疗服务的效率，还有助于增强服务的公平性，让更多人获得及时有效的医疗帮助。大数据技术支持的广泛队列研究和回顾性分析能够揭示疾病的发展机制，有助于识别新的治疗目标和干预策略。这种研究方法不仅能提高研究效率，还能扩大医学研究的范围。大数据技术的应用为健康管理领域带来了革命性的转变，推动个体健康管理从传统的被动模式转变为主动掌控。如今，个体只需轻触智能健康平台，即可实时洞悉自身的健康状况，享受量身订制的健康建议与指导，仿佛拥有了一位贴身的健康顾问。这种转变不仅极大地增强了人们的健康意识，更激发了人们主动参与健康管理的热情，使健康管理的整体成效得到显著增强。

数据安全是大数据技术在应用过程中的重要问题。健康数据具有高度敏感性，如何防止数据泄露和被滥用，是大数据技术应用中必须解决的问题。大数据技术应用还需要跨学科的合作和协调，涉及医学、信息技术、公共卫生等多个领域的协同工作。只有多学科的合作，才能充分发挥大数据技术的优势，实现体医融合的目标。

2.3.2 人工智能技术在体医融合中的应用

人工智能技术在体医融合中的应用，具有重要价值。人工智能技术以其卓越的数据分析与处理能力，不仅实现了疾病精准的诊断与治疗方案的个性化订制，还以远程医疗与健康咨询的方式，打破了传统医疗服务的时空限制，为公众带来了前所未有的便捷与健康福祉。深入剖析人工智能技术在体医融合中的应用，不仅能够更加清晰地洞察其对健康管理与医疗服务领域的深远影响，更能激发人们对未来医疗智能化无限潜力的遐想与探索。

人工智能技术凭借其强大的深度学习能力，能够精准捕捉并解析那些错综复杂的健康模式与疾病特征，为精准医疗筑起坚实的科学基石。与以往主要依赖经验的传统医疗模式相比，人工智能技术依靠尖端算法敏锐地捕捉那些细微的健康波动与潜在的疾病隐患。这一变革不仅极大地提升了疾病诊断的精准度，还为医生提供了智能化的治疗方案建议，使医疗决策过程更加科学、高效。

在康复治疗领域，智能康复设备利用人工智能算法实时跟踪和评估个体健康状态，显著提升康复效果和管理效率。人工智能技术实时分析康复设备收集的数据，实时评估康复效果，并根据结果调整康复方案。这不仅能增强康复治疗的精确性，还能减轻医护人员的工作负担，实现更个性化和高效的康复过程。

此外，智能健康监测设备利用人工智能技术实时采集和分析个体健康数据，包括心率、血压、血糖等，并深入分析这些数据，识别健康风险和异常状态，从而提供个性化的健康管理方案，以及全面的健康评估和管理建议。这种智能化健康监测有助于增强健康管理的科学性和准确性，以及个体的健康意识和自我管理能力。

在远程医疗领域，人工智能技术以其独特的智能魅力，在智能诊断、个性化治疗方案推荐及健康咨询等多个关键领域大放异彩。通过无缝对接的视频通话与便捷的在线问诊平台，医生能够即时掌握患者的健康状况，人工智能技术则为医生提供治疗建议。此外，人工智能技术还擅长深度剖析患者的健康数据，制订个性化的健康管理方案，为远程医疗的服务质量与效率提升保驾护航。

智能健康咨询系统的问世，使健康建议与指导变得触手可及，个体

第2章 智能化转型对体育健康促进和体医融合的影响

无论身处何地，都能轻松获得所需信息。依托先进的自然语言处理与语音识别技术，该系统能够细致入微地分析个体的健康困扰，并据此提供量身订制的专业建议。这种智能化的咨询模式，不仅极大地拓宽了健康服务的覆盖范围，还增强了人们的健康意识与自我管理能力，引导人们养成更加健康的生活方式。智能健康咨询系统还能助力用户建立起良好的生活习惯与行为模式，为健康水平的提升奠定坚实的基础。在公共卫生领域，人工智能技术更是展现出了其强大的价值。通过深度分析庞大的人群健康数据，人工智能技术能够敏锐地捕捉公共健康中风险的蛛丝马迹，为公共卫生机构提供科学的决策依据，助力其制订出更加精准有效的健康政策与预防措施。同时，人工智能技术还具备预测疾病流行趋势的能力，助力公共卫生机构及时采取有力措施，有效控制疾病的蔓延，从而大幅提升公共卫生管理效率。

人工智能技术凭借其深度学习和大数据分析的能力，正逐步揭开疾病发生与发展的面纱，同时照亮新治疗靶点与干预策略的探索之路。在医学研究中，人工智能技术引领着研究者通过大规模的队列研究与回顾性分析，深入探索疾病的根源与预防之道，极大地加速了药物研发与临床试验的进程，为医学的飞速发展注入了强劲动力。在运动与健康融合中，人工智能技术借助智能健康监测设备与智能健康咨询系统的紧密协作，为运动员量身订制科学严谨的训练计划与健康管理方案。人工智能技术还能精准预测运动中的潜在风险，提供个性化的预防措施，有效降低运动损伤的发生率。在体育康复领域，智能康复设备与智能健康咨询系统的结合更是开创了全新的治疗模式。它们为运动员提供了高效精准的康复治疗，助力他们快速重返巅峰状态。对于个体而言，人工智能技术通过持续不断地分析个人健康数据，绘制出动态的健康管理蓝图，并实时调整和优化各项健康措施，确保个体能够随时随地掌握自己的健康状况，并获取量身订制的健康建议与指导。这种持续性与个性化的健康管理模式，为构建更加健康、美好的生活方式奠定了坚实的基础。

2.3.3 虚拟现实和增强现实技术在体医融合中的应用

虚拟现实与增强现实技术正革新着传统的康复训练与健康教育领域。它们以沉浸感与直观性为特征，构建栩栩如生的运动场景，让康复训练变得生动有趣，从而显著增强康复效果。同时，这两项技术还能将复杂的健康知识以直观的方式呈现给大众，从而使健康知识的普及更加高效。更为重要的是，虚拟现实和增强现实技术通过独特的交互方式，极大地增强了人们的健康意识与参与感。在虚拟的世界里，人们能够亲身体验到健康行为带来的积极变化，从而更加深刻地认识到健康的重要性，并主动参与健康管理。这种转变，无疑将为人们的健康事业注入新的活力。

在健康教育领域，增强现实技术以其独特的魅力，将虚拟信息无缝融入现实场景中，为学习者打造了一个既直观又生动的教育环境。这种互动式教学模式，极大地增强了健康知识学习的趣味性，不仅有利于促进学习者对健康知识的有效吸收，还有利于加深学习者对健康理念的理解。增强现实技术的应用有利于增强个体的健康意识，激发个体主动地管理自己的健康的动力。在运动训练和康复指导方面，增强现实技术显示出巨大优势。运动员和康复患者可以通过增强现实设备在训练中实时看到虚拟的指导信息，如动作要领、运动轨迹和纠正建议，从而确保他们在训练和康复的每个环节得到准确的指导，显著增强训练和康复的科学性和效果。此外，增强现实技术还被用于运动技能教学，帮助学习者直观学习复杂动作，快速掌握运动要领，从而提升训练效果。

在体医融合的背景下，虚拟现实和增强现实技术的结合为健康管理提供了新的手段和方法。虚拟现实技术创建沉浸式的康复训练环境，增强现实技术则为日常生活提供持续的健康指导和反馈。这种综合健康管理模式能够使个体无论在康复中心还是家庭中，都能接受专业的康复训练和健康指导，增强训练的连续性和系统性。智能化的虚拟现实和增强现实系统通过云平台实现健康数据的实时共享和协同管理，为医疗机构和健康管理系统提供全面、准确的数据支持。这些智能化技术拥有模拟多样化实验场景的能力，能够细致地收集并分析数据，从而洞察健康行为及运动训练的内在机制。这一突破性的进展，为探索新的健康干预策略与训练方法提供了有力支撑，更进一步讲，借助虚拟现实技术，患者得以在完全安全、可控的虚拟空间接受心理训练与治疗，有效应对焦虑、抑郁等心理困扰，实现心理上的舒缓与疗愈。增强现实技术则在日常生活的细微之处，提供贴心的心理健康小贴士与指导，助力个体更好地管理情绪，优化心理健康状态。不仅极大地丰富了心理健康管理的工具箱，还显著增强了治疗效果，促进了公众心理健康水平的提升。

2.3.4 物联网设备在体医融合中的应用

物联网设备在体医融合中的应用，显示出了极大价值。其凭借可穿戴设备与智能家居系统的精密协作，实现了健康数据的即时采集与无缝传输，这一革新极大地加快了健康监测与管理的响应速度。深入剖析物联网设备在体医融合中扮演的关键角色，以及它如何精准助力健康管理水平的提升，对驱动现代健康管理模式的转型升级及医学研究的持续深化，具有不可估量的价值与深远的意义。

智能可穿戴设备，如智能手环、智能手表等，持续、精准地追踪着个体的各项生理参数，包括身体活动量、心率、血压、体温等，并将触角延伸至日常生活的细微之处，如运动量的精准统计、睡眠质量的深度分析以及饮食习惯的细致跟踪。这些数据被即时传输至健康管理系统，能构建起一个连续、动态的健康监测网络，为个体提供一幅全方位、立体化的健康画像。

在家庭中，智能医疗设备，如智能血压计及血糖仪等，以其便捷性成为健康监测的得力助手。此外，智能家居系统中的传感器更是默默监测着空气质量、室内温度及湿度的适宜度，为居住者提供关于居住环境健康影响的全面评估，让家的每一个角落都充满关怀与呵护。此外，物联网设备还可以通过人工智能算法分析健康数据，提供个性化的健康建议。健康管理系统利用大数据分析和机器学习识别异常模式和风险因素，并及时向个体提供健康预警和干预措施。这种个性化的健康指导能够帮助个体及时发现和处理健康问题，增强健康管理的科学性和有效性。人工智能算法根据个体的健康数据制订个性化的健康管理方案，帮助个体达到最佳健康状态。

在运动健康领域，物联网设备与人工智能技术的深度融合，正重塑着健康管理领域。智能化设备凭借其实时监测与深度分析运动数据的能力，为每位运动爱好者量身订制科学的运动指南，不仅能增强运动效果，还能有效减轻运动损伤的风险。同时，这些设备累积的运动数据，为教练与医疗人员提供了宝贵的参考，使他们能够更深入地了解运动员的训练进展与身体状况，进而制订出更加科学的训练与康复策略。

物联网设备对血压、血糖等健康指标的持续监测，能够使医疗人员实时了解病情变化，并及时调整治疗方案。健康管理系统基于对患者实时健康数据的分析，能够提供个性化治疗建议和生活方式指导，帮助患者更有效地控制病情，预防并发症，从而提升患者的生活质量。

在健康预防和干预方面，物联网设备的实时监测和数据分析功能为早期干预提供科学依据。健康管理系统通过长期跟踪和对健康数据的分析，识别潜在健康风险，提供预防性建议。个体根据这些建议调整生活方式，采取能有效降低疾病发生概率的措施。这种预防性健康管理模式改变了传统的以治疗为主的管理方式，强调预防和早期干预，增强了健康管理效果。

物联网设备为公共健康管理提供了新的工具和方法。通过实时监测和分析社区居民的健康数据，公共卫生部门能够了解社区居民的健康状况，识别潜在的公共健康问题，并采取有针对性的干预措施。智能健康平台可整合和分析多来源的健康数据，为公共卫生部门制订决策提供支持。这种基于物联网设备的公共健康管理模式，能够提高公共健康服务

第 2 章 智能化转型对体育健康促进和体医融合的影响

效率,增强公共卫生部门对突发事件的应急响应能力。

物联网设备在体医融合中的应用,引领着新的研究方向与方法的涌现。借助智能设备汇聚的海量健康数据,研究者能够开展更大规模的健康行为学研究,深入剖析运动、饮食、睡眠等日常行为如何微妙地影响个体的健康状况。物联网设备在实验研究中的应用,可验证各类健康干预措施的实际效果,从而为创新健康管理策略提供有力支持,还可为健康促进理念的深入人心以及体医融合实践的全面推进提供强有力的理论支持与实践指导。

第 3 章　体育健康促进的新方式

本章探讨如何利用智能化技术推动体育健康促进的全面发展。随着科技的进步，数据驱动的体育健康管理策略、虚拟现实技术在运动技能训练中的应用以及智能设备在个人健康和运动效果中的应用，都为体育健康促进提供了新的路径和方法。通过引入大数据、人工智能、虚拟现实与增强现实和物联网设备等先进技术，体育健康管理变得更加个性化，运动效果得到显著增强。

3.1 智能化技术在体育健康促进中的应用

本节探讨如何利用智能化技术增强体育健康管理效果。随着大数据、人工智能、虚拟现实与增强现实和物联网等先进技术的迅速发展，传统的体育健康促进方式正在发生革命性变化。数据驱动的个性化运动、实时健康监测和反馈以及沉浸式运动体验，显著增强了运动的科学性、有效性。通过智能设备和平台，人们可以获得精准的健康评估信息和个性化运动指导，从而达到健康的目的。

3.1.1 智能穿戴设备在体育健康促进中的应用

智能穿戴设备已成为"互联网+健身休闲"领域的重要支撑，为促进健康提供了坚实的物质基础。随着科技的发展，专用应用程序需求快速增加。智能穿戴设备基于软硬件架构，可分为手环/腕带类、手表类和智能眼镜类产品。随着智能穿戴设备市场界限的不断拓展、软硬件技术的日新月异，智能穿戴设备的性能正以前所未有的速度发展。智能眼镜、智能手表、智能腕带等，已融入人们的日常生活，激发了人们对运动与健康管理领域的参与热情。智能穿戴设备可实时收集并分析身体状态数据与运动数据，不仅助力用户提升运动成效，还通过为用户提供科学、个性化的健康管理建议，提升用户的健康水平。特别是智能手环与腕带，具有小巧、便携的特性，能够不间断地监测心率、步数、睡眠质量等健康指标，并通过配套的应用程序进行深入的数据分析，让用户对自己的身体状况了如指掌，进而灵活调整运动计划与生活作息，形成更加健康的生活方式。智能手表不仅具备运动监测功能，还能与智能手机同步，实现消息通知和电话接听等功能。智能眼镜通过增强现实技术，为用户提供丰富的互动体验，在运动、学习和工作等多种场景中发挥重要作用。伴随着智能穿戴设备的普及，各年龄段群体的运动参与度和健康管理水平显著提升。智能穿戴设备可为用户提供运动数据分析结果和科学的健康管理建议，帮助用户养成良好的运动习惯，避免运动损伤，提升运动效果。社区可以通过这些设备了解居民的运动状况，及时给予居民指导和支持，营造共同关注和促进健康的良好氛围。

智能穿戴设备新品在产品定位、续航能力、亮点应用、生态构建和工业设计等上取得了显著改善，推动了智能手表的发展进程。智能眼镜作为可穿戴设备的新兴产品，展现出了强大的发展潜力。智能眼镜的应用场景广泛，涵盖导航、体育、实时信息展示等领域。其中在体育领域正展现出令人瞩目的发展潜力，其核心优势在于其强大的实时数据分析能力、精准的运动指导以及创新的虚拟训练环境。这些特色功能不仅是提升运动表现、减轻受伤风险的关键所在，还是推动体育科技发展的重要驱动力。

可穿戴设备可连接人体和外在泛终端。向内可连接人体信息，采集体征数据，为医疗、健康、家居等领域的融合打下坚实的数据基础。通过实时监测心率、血压、体温等生理参数，可穿戴设备能够提供个性化的健康管理建议，预警潜在的健康风险。这些数据不仅对个体的健康管理有重要意义，还可以为医疗机构提供准确的诊断依据，优化治疗方案。向外可实现与外设的协同，即与智能车载、智能家居、智能手机等设备实现信息和控制的交互。通过物联网技术，可穿戴设备可以作为中枢节点，实现人与设备的无缝连接。智能家居系统以其智能化、人性化的设计，能够敏锐地感知用户的生理状态，并据此自动调节室内的温度与光照强度，营造出一个既舒适又宜居的生活空间，极大地提升用户的生活品质。此外，室内定位功能的引入，更为智能家居与安防系统增加了新的可能，由此，环境控制变得更加精准，能够根据不同区域的需求进行细致调节，同时为安全防护提供了强有力的技术支持，使潜在的安全隐患能被及时发现并妥善处理，从而让人们的生活更加安心无忧。同样，智能车载系统能够通过实时监测驾驶员的生理指标，精准判断其驾驶状态，有效预防疲劳驾驶，从而降低交通事故的发生率，为出行安全保驾护航。这些技术的综合应用不仅能增强设备的功能，还能丰富用户的体验，使日常生活更加智能化。可穿戴设备从最初的信息展示设备逐步发展为以人为本的 M2M[①] 网络核心，除收集数据外，还可以反向调动网内设备作用于人。这些技术的发展不仅提高了个体的健康管理水平，还为个体健康数据的积累和分析提供了广阔空间。可穿戴设备在大数据分析与人工智能技术的赋能下，正逐步实现对用户健康状态的全方位、深层次剖析，为疾病预防策略与健康干预措施的精准制订提供了有力的支持。将游戏化运动挑战与即时反馈机制融入智能手环、手表等，不仅可以极大地激发用户的运动热情，还可以在潜移默化中助力用户养成良好的运动习惯，提升身体素质。推动这些智能设备广泛融入企业与社区，不仅有利于实现健康数据的集中化、高效化管理与分析，还有利于促进健康管理方案的持续优化，更能为家庭与医疗机构提供有效的健康监测工具，使健康问题的早期发现与及时解决成为可能，全方位提升公众的健康福祉。

3.1.2 移动应用促进运动参与度提升

3.1.2.1 个性化运动指导与实时监测

（1）个性化运动指导。个性化运动指导的关键是智能算法和大数据

---

① machine to machine，机器到机器，也就是将数据从一台终端传送至另一终端。

第3章 体育健康促进的新方式

分析的有效应用。这些技术通过收集和分析用户的健康数据、运动习惯及运动目标,为每个用户制订个性化的运动计划。一系列智能设备,诸如可穿戴的健身追踪器以及智能手表等,具备实时监测与收集用户多项关键健康数据(包括心率、步数统计以及睡眠质量等)的能力。这些数据通过物联网技术无缝传输至健康管理系统,在那里,它们会接受全面、深入的综合分析处理。

依托这些详尽的数据,健康管理系统能够深入洞察用户的身体状况,包括体重指数、体脂比例以及心肺功能等多个关键维度,从而为用户量身打造运动计划。智能算法能巧妙融合用户的运动历史记录与偏好倾向,精准推荐契合其需求的运动类型及适宜强度。以跑步爱好者为例,智能算法会精心策划一套循序渐进的跑步训练方案,通过对跑步过程中的关键数据(如平均速度、心率波动以及跑步姿态)的细致分析,精准识别用户的优势领域与待改进之处,进而对训练计划进行动态优化。这种持续增强的跑步训练计划,不仅能够显著增强用户的耐力,还能够有效预防跑步过程中可能遭遇的运动伤害,确保用户的健康与安全。

针对初次踏入健身领域的用户,通过深入剖析用户的基础健康指标,比如初始体能状况及关节灵活水平,智能算法便能够量身打造出一套循序渐进的锻炼计划。在这一计划中,低强度的有氧运动,诸如轻松漫步、温和慢跑及骑行,旨在温和、有效地促进心肺功能的逐步增强及身体耐力的稳步提升。同时,拉伸练习的融入,则旨在增强肌肉的柔韧度与扩大关节的灵活范围,从而显著降低运动过程中发生损伤的风险。

智能系统始终保持着对用户健康数据的敏锐监测与深入分析,并依据用户的实时反馈及表现动态调整运动计划。例如,若用户在执行跑步计划过程中遭遇心率波动异常或显露出运动过度的迹象,智能会迅速响应,灵活调整训练强度,适时建议用户进行充分休息或转向低强度的锻炼方式。这一动态适应机制,不仅确保了运动计划的高效执行与科学合理性,更在保障用户安全的前提下,助力其实现个人健康与运动目标。

个性化运动指导,能够让用户享受到更为精准科学的锻炼体验,从而显著降低运动损伤的风险,这对初涉运动领域以及面临较高运动风险的人群而言,至关重要。科学的指导策略,不仅能显著提升运动成效,还能有效构筑起一道预防潜在的运动伤害的防线。以跑步爱好者为例,智能系统在为其量身订制训练计划时,会尤为注重跑步姿势的规范与跑鞋的选择,以规避由不良姿势或装备不当引发的伤害。对于热衷于力量训练的用户,智能系统则会依据其具体情况,推荐恰到好处的负重及训练频次,并通过视频教程的直观指导与实时反馈机制,确保每个动作都能准确无误且安全地完成。

(2)实时监测。智能穿戴设备,诸如智能手环与智能手表,凭借其卓越的功能,能够即时捕捉并即时向用户的移动应用端传输详尽的生理数据。这使用户能够随时随地洞悉自身运动状态及关键健康参数。通过对这些数据的实时采集与深入分析,用户不仅能获得对身体状况的全面掌握,还能在运动过程中获得宝贵的指导与适时的调整建议,从而有效促进健康水平的提升,同时显著降低运动损伤的风险。

实时监测功能的核心优势之一在于它能够即时辅助用户调整运动强度,确保运动过程既安全又科学。具体而言,当移动应用程序捕捉到健康指标出现偏离常态的迹象时,会迅速发出预警,建议用户适当减缓运动节奏或进行必要休息,以此有效防范由运动过量引发的健康问题。这对初涉运动领域以及需要特别关注健康状况的用户而言,尤为重要且贴心。通过实时监测,用户能享受到即时且个性化的运动指导,有效规避由运动强度不当造成的身体损伤。此外,移动应用程序凭借对实时数据的深度剖析,能够生成详尽、直观的运动报告,全面展现用户的运动表现与健康状况。这种以可视化形式呈现的数据反馈,不仅能极大地提升用户的满意度,还能激发他们持续投入锻炼的热情与动力。

实时监测技术引入了一种全新的健康管理模式,用户可以通过智能穿戴设备和移动应用程序随时随地监测自己的生理数据,并以此为依据进行科学的运动管理。实时监测技术的普及极大地推动了全民健身和健康促进的进程。它提供的丰富的运动和健康数据,对运动科学研究和实践具有重要意义,也标志着个性化和精准健康管理新时代的到来。通过实时监测,用户可以更精准地了解自己的身体状况,进行科学的运动规划,实现健康目标。智能穿戴设备和移动应用程序的结合,为实时监测技术的未来发展提供了广阔空间和前景。

3.1.2.2　社交激励机制和目标设定与成就奖励

(1) 社交激励机制。在当今社会,社交激励机制已将运动转变为一种不可或缺的社交互动新风尚。借助内置移动应用程序的社交平台,用户被激发出更为强烈的运动热情,这一转变的核心在于由社交平台构建起的用户间紧密联结,让运动不再孤单,而成为一场集体的盛宴。在这样的平台上,用户不仅能自由展示自己的运动成果,还能积极参与各类挑战,融入充满活力的运动社区中。这一过程,不仅让用户收获了来自同伴的温暖支持与鼓舞,更让运动的乐趣与动力倍增。社交平台上的互动,远不止简单的点赞与评论,它更像一座桥梁,连接着每一个热爱运动的人,让他们在分享运动体验与成就的同时,增强归属感与荣誉感。值得一提的是,这种社交激励机制巧妙地利用了同伴压力与榜样效应,形成了一股推动人们更加积极投入运动的强大力量。在同伴的激励与优秀榜样的引领下,人们纷纷踏上自我超越的征程,共同书写着属于他们的运动传奇。

部分运动应用程序巧妙地融入了积分与排名体系,以此作为激发用户运动热情的强大动力。这些应用程序追踪或记录着用户的每日步数、运动时长及卡路里消耗情况等,并以积分的形式对用户的努力给予正面回馈。同时,积分与排名的引入,为用户创造了一个充满挑战的竞技氛围。用户能够直观地看到自己与他人的运动成果对比,这种竞争环境极大地提升了用户的运动积极性与参与度。这些积分可转化为实实在在的奖励物品或参与激动人心的抽奖活动,为用户带来额外的惊喜与满足。

此外，这些应用程序还为用户设定了明确可及的运动目标，并通过内置的奖励机制，持续不断地激励用户保持运动习惯，向更高的健康目标迈进。

通过精心策划线上与线下活动，社交激励机制极大地丰富了用户的参与体验，增强了他们的归属感。众多运动应用程序推出诸如"七日跑步挑战赛""月度减脂计划"等线上活动，鼓励用户邀请亲朋好友一同加入，此举为运动增添了浓厚的社交色彩与趣味性。与此同时，线下活动同样热闹非凡，社区跑步赛事、健身俱乐部聚会等丰富多彩的活动不仅让用户充分享受到了运动带来的快乐，还为他们提供了结识志同道合的运动伙伴的平台，共同塑造了一个充满活力与正能量的运动社群。部分运动应用程序还创新性地引入虚拟奖励与荣誉体系，用户只需完成特定的运动挑战或实现既定的运动目标，便能赢得象征荣誉的虚拟徽章与尊贵称号。这些无形的奖励也蕴含着巨大的精神力量，进一步点燃了用户的运动热情，激发了他们持续向前的动力。

（2）目标设定与成就奖励。移动应用程序通过目标设定和成就奖励系统，向用户提供结构化的运动激励模式。用户可根据自己的健康状况和运动习惯设定多样化的目标，如每日步数、每周运动时长或月度减重目标。在实现这些目标的过程中，移动应用程序会通过智能化的推送通知与温馨提醒功能，持续为用户的运动加油鼓劲。无论是适时的锻炼提醒，还是在用户未实现目标时给予的鼓励与建议，这些细致入微的关怀能够帮助用户保持对运动的热情，坚持不懈地实现目标。这种持续的提醒与鼓励，无疑为用户持续、有效地推进运动计划提供了强有力的支持与保障。

成就奖励指通过设立奖励系统激励用户持续运动。当用户实现设定目标时，可得到诸如徽章和积分的虚拟奖励，这些奖励可有效增强用户的成就感和自信。此外，一些移动应用程序还提供实际奖励，如折扣券或礼品，这些奖励能够使用户在获得健康利益的同时享受物质上的满足。

设定明确的运动目标并获得及时的成就奖励,能有效增强用户的自律性。用户在实现设定的目标的过程中,不仅能逐渐培养良好的运动习惯,还能在持续的自我挑战中提升身体素质和健康水平。实现目标后获得的成就感能显著提高用户的自信心和满意度,激励他们更持久地参与运动。成就奖励系统不仅提供即时的激励,还通过构建长期的奖励体系,帮助用户形成持续的运动动机。研究显示,明确的目标设定配合及时的奖励可以显著增强用户的运动动机和坚持性。通过设定明确的目标,用户能逐步形成健康的运动习惯,持续自我挑战和成就体验进一步提升他们的身体素质和健康水平。成就奖励系统可以通过社交平台的分享和互动,能够营造积极的运动氛围和健康文化,吸引更多人加入运动,共享健康生活。

3.1.2.3 健康教育与行为改变支持

(1)健康教育。移动应用程序可提供覆盖运动知识、营养指导、健康资讯等领域的健康教育资源,目的是扩大用户的健康知识面,显著提升他们的健康素养。用户可以借助这些应用程序深入学习科学的运动技巧,探索各类运动如何具体促进身体健康,并学会如何调整饮食和生活习惯,以更好地助力个人的运动计划。众多移动应用平台均设有专门的健康教育专区,里面涵盖了预防常见疾病的实用指南、倡导健康生活方式的丰富内容,以及解析哪些运动对慢性疾病的辅助治疗有显著效果等资源。这些健康教育资源以视频、文章、互动课程等生动有趣的形式展现,确保用户能够全方位、直观地获取健康知识。其中,视频通过直观演示运动步骤与技巧,让用户轻松掌握;文章与互动课程则深入剖析理论知识,辅以实操指导,帮助用户构建系统、全面的学习体系。

移动应用程序使用户随时随地接触健康教育资源,显著提升健康教育的普及率。用户无须固定时间和地点参加健康讲座或咨询,可以在任何有空的时候通过移动终端自主学习,这种灵活性特别适合那些难以参与统一健康教育活动的用户。

健康教育资源的精髓在于帮助用户在日常生活中做出更为健康的生活抉择。通过学习健康教育资源，用户得以接触和采纳科学的运动指导与饮食建议，并将这些指导与建议融入日常生活，逐步养成健康的日常习惯。比如，通过移动应用程序，用户可以学习预防心血管疾病的有效运动方式，掌握饮食调控体重的秘诀，以及通过调整生活方式管理压力、提升睡眠质量的实用策略。不仅如此，移动应用程序中的健康教育资源还是用户行为改变的强大后盾，助力用户将健康知识转化为实际行动，形成更加健康的生活方式。用户不仅能学习理论知识，还能通过互动课程和实践活动将知识运用到实际生活中，如参加线上健康讲座或在线运动课程，这些活动能帮助用户将理论转化为实践，助其养成健康行为。

健康教育资源借助个性化推荐与订制内容策略，为用户带来前所未有的精准健康指导体验。依托大数据与人工智能等技术，移动应用程序能深入分析用户的健康数据与个人需求，量身打造健康教育内容。这种高度个性化的教学手法，确保用户都能接收到与自己健康状况紧密贴合的健康信息，进而显著提升健康教育的用户满意度。例如，对于慢性病患者，应用程序会推荐特定的运动方案和饮食指导；对于想要减肥的用户，则提供科学的减肥方法和健康的饮食计划。此外，通过健康教育，移动应用程序不仅能提升用户的健康素养，还能帮助他们在日常生活中做出更健康的选择，培养良好的健康习惯。这种教育模式让用户在科学的指导下逐步改变生活方式，实现健康促进的目标。

（2）行为改变支持。行为改变支持系统的关键在于提供个性化的提醒和鼓励机制。移动应用程序凭借对用户运动数据和行为模式的深刻理解，精心策划个性化的提醒服务方案。它不仅能在预设时间温馨提醒用户展开锻炼，还能在用户出现懈怠迹象时，及时发送鼓舞人心的信息，助力用户克服惰性，重拾动力。这些恰到好处的提醒与鼓励，不仅能激发用户的积极心态，还能通过正面的心理暗示，增强他们的自我效能感，让坚持运动不再是难事。为了推动用户实现行为的长期正向转变，应用程序内嵌了持续的正向反馈机制,帮助用户建立起稳定的健康习惯。这些正向反馈形式包括诚挚的赞美、实质的奖励以及成就感的可视化展示等,它们激励用户持之以恒,让良好的运动习惯成为生活中不可或缺的一部分。

行为改变支持系统融合了文字提醒、视觉展示及互动元素,有利于增强用户的体验感与参与感。移动应用程序采用视觉化数据展示,通过图表和统计直观地展示用户的运动量、卡路里消耗、健康指标的变化等。这种可视化反馈能让该用户清楚地看到自己的努力成果,增强继续锻炼的动力。此外,移动应用程序通过引入互动元素,如游戏化挑战和任务,提升了运动乐趣和参与度。这些互动将运动与娱乐结合,有效激发了用户的运动热情,帮助他们克服惰性,促进持续的行为改变。

个性化提醒模式是行为改变支持系统的核心要素。移动应用程序能够结合用户的日常生活和运动习惯,精心制订提醒计划。比如,在用户常锻炼的时间发送提醒,或在用户久坐之后提醒其活动四肢。这种订制提醒能够帮助用户科学规划运动,从而通过定期活动改善健康。

这些提醒使用户能在日常生活中逐渐建立规律的运动习惯,实现健康目标。移动应用程序的行为干预还能帮助用户应对行为改变中的障碍。如果用户几天未运动,移动应用程序会发送关心信息,了解困境并提供支持,这种干预不仅能帮助用户重回运动轨道,还提供情感支持和具体指导,增强用户的坚持力和自律性。行为改变支持系统通过持续关注和个性化支持,助力用户维持健康的生活方式。

通过持续正向反馈、个性化提醒和行为干预,移动应用程序帮助用户建立并强化健康运动习惯,不仅提升用户的运动参与度,还通过增强用户的自我效能感和成就感,促进用户长期的健康行为改变。深入研究智能化技术和方法,优化行为改变支持系统,有助于推动健康行为的普及。

3.1.3 数据驱动的运动计划优化

3.1.3.1 个性化数据分析与计划制订

物联网设备，如智能手环、智能手表等，能够实时收集用户的各项生理和运动数据，包括用户的心率波动、每日步数、运动激烈程度、深度睡眠质量以及血压、血糖等。借助先进设备，智能系统实现了对用户身体状况的全天候密切监测，累积起丰富的个性化健康数据。这些数据通过物联网被无缝传输至智能健康平台，以为后续的数据挖掘与分析提供支持。大数据分析技术的运用是解锁个性化健康数据处理奥秘的关键钥匙。智能健康平台依托前沿算法，对海量健康数据进行深度剖析，精准描绘出用户的身体状态与运动偏好图谱。这不仅揭示了用户的健康优势与待提升之处，还敏锐捕捉到了潜在的健康风险信号，为用户健康筑起一道坚实的防线。基于详尽的数据分析，智能系统会精心编制个性化健康报告，为用户呈现一幅全面的健康画像。这些报告不仅即时反馈用户当前的健康状态，还运用趋势预测技术，洞察未来健康走势，为用户量身打造健康管理策略提供坚实的数据支撑。智能健康平台还能依据健康报告的分析结果，为用户量身订制个性化的运动方案。这些方案紧密贴合用户的身体状况与运动习惯，确保锻炼计划的科学性与安全性。从跑步的配速与距离到游泳的时长与技巧再到力量训练的强度与频率，每一环节都经过精心规划，旨在帮助用户在科学指导下高效锻炼，有效规避由运动不当带来的伤害。

智能健康平台凭借其强大的实时监控能力，根据用户的实时数据动态微调运动计划，确保内容与强度的精准匹配。一旦发现用户心率异常攀升，智能系统会迅速介入，温馨提醒用户减缓步伐或适时休息，守护其运动安全。反之，若用户展现出卓越的适应性，智能系统则会激励用户不断突破自我，加速体能飞跃。这一动态调整策略，不仅彰显了运动计划的科学严谨，更赋予了其灵活应变的魅力，让用户在安全范围内尽情享受运动。个性化运动计划还为用户带来直观的成长轨迹与成就展示。通过可视化反馈，用户能够清楚、直观地看到自己的进步与不足之处，从而扬长避短。智能健康平台还精心设计了阶段性目标与奖励体系，为用户的运动之旅增添了乐趣与期待。用户可自主设定月度运动目标，每当实现目标，都将收获虚拟荣耀或实物奖赏，这份来自平台的认可与激励，促使他们更加积极地投身于健康生活的实践中。

智能健康平台深度融合用户运动数据与健康状态分析，精准打造个性化的健康资讯流、饮食建议及生活方式优化指南。具体而言，依据用户的运动量及身体特定需求，平台会精心筛选并推送适宜的饮食搭配方案，以助力用户高效补充关键营养，进而提升运动表现与效果。这一系列贴心的健康建议，不仅能拓宽用户的健康知识视野，还能潜移默化地引导用户在日常生活中做出更加健康明智的选择，形成更加积极向上的生活习惯。

在实施个性化健康管理时，数据的安全性与隐私保护尤为关键。智能健康平台运用先进的加密技术，确保用户数据在传输与存储过程中绝对安全。此外，平台还严格遵守隐私保护法规，确保不滥用或泄露用户的个人信息。数据的安全与隐私是构建用户信任的基石，也是个性化健康服务能够有效执行的关键保障。

3.1.3.2 实时反馈与动态调整

智能运动设备和应用集成了先进的传感技术和人工智能算法，能够实时跟踪并分析用户的多种运动指标，如心率、步频、呼吸频率和运动姿势等。这些数据能够使智能健康平台精准评估用户的运动状态和身体反应，从而为运动过程中的指导提供科学依据。

智能健康平台依托先进的人工智能分析技术，为用户提供即时、精准的运动反馈服务。一旦发现用户的运动姿势偏离正确轨道，智能健康平台会立即发出温馨提醒，并附上详尽的纠正指导，确保每一个动作都科学规范。这种即时的反馈不仅能显著增强运动的专业性，还能有效预防姿势不当导致的伤害风险，为用户的安全运动保驾护航。而且，智能健康平台会根据这些实时监测到的数据，灵活调整用户的运动计划，确保每一个细节都贴合用户的实际状况与需求，既体现了高度的个性化关怀，又确保了运动方案的科学性与合理性。根据用户的表现和生理反应，智能健康平台自动调整运动种类、强度和时长，如在用户心率过高时建议减弱强度或休息，而在用户展示出良好适应性时则增加强度。这种动态调整不仅有利于用户始终处于良好的运动状态，避免训练过度或不足，还有利于显著提高训练效果和用户满意度。

实时反馈与动态调整的深度融合，增强了用户运动体验的个性化与智能化色彩。在这一深度融合的过程中，系统紧密追踪用户的进步轨迹与反馈数据，灵活调整运动强度与训练内容，确保运动计划始终与用户的体能状况及健康追求紧密贴合，实现精准匹配。实时反馈与动态调整不仅是技术层面的革新，还是个性化健康管理中不可或缺的激励力量，它们共同构筑起用户健康的坚实后盾与强大动力。实时的正面反馈有助于增强用户的自信心，维持其运动动力。动态调整通过设定新的挑战和目标，保持用户的活跃性与积极性。这种高度个性化和互动性的运动体验能极大地提升用户的参与度，激励他们长期坚持运动，实现持续的健康管理和生活质量提升目标。

智能化运动设备和应用通过实时反馈与动态调整极大地丰富了个体的运动体验，提升了个体的健康管理效果，同时为体育科学研究提供了宝贵的数据资源。这些设备和应用通过分析用户的运动数据，深入探究各种运动类型和强度对健康的具体影响，进而改进运动指导和健康策略。此外，这些设备和应用收集的数据还助力于识别相关风险和制订预防策略，为运动安全和科学研究提供重要依据。实时反馈与动态调整的融合标志着个性化健康管理新时代的到来。它们通过精准的数据分析和即时反馈，不仅能够增强运动的科学性和安全性，还能够通过持续的计划调整与优化，帮助用户在满足个人需求的运动计划中提升运动成效和健康水平。

3.1.3.3 长期跟踪与效果评估

通过物联网设备和健康监测工具，智能健康平台能持续收集及跟踪用户的生理及运动数据，深入了解其健康与运动状况，并观察各阶段的变化。这种长期跟踪有助于评估运动计划的持久效果。智能健康平台通过分析这些数据，识别出有效的运动计划及需要调整的方面。例如，若用户的心肺功能有显著改善，则认为当前计划是成功的；若健康指标未见改进，则需要调整计划。

智能健康平台的效果评估报告，以直观的数据可视化方式，全方位展现了用户的健康风貌与成长轨迹。在该报告中，健康指标的微妙变化、运动强度的精妙调整、睡眠质量的显著提升等关键信息一目了然，不仅能加深用户对自身健康状况的理解与认识，还能激发他们追求更佳状态的内在动力与积极性。基于深度效果评估，平台能为用户量身订制具体的改进策略与建议。无论是微调运动强度以契合身体状态，还是革新训练方法以激发更多潜能，每一步都旨在让用户的运动计划持续进化，促进更加高效、科学的健康。通过坚持不懈的跟踪观察与深度效果评估，智能健康平台为用户直观感受他们的每一步成长提供了可能。

效果评估报告不仅能展示用户身体各项指标的积极变化与运动成果的积累，还能激励用户坚定不移地投身于长期的运动与健康管理实践中。智能健康平台的长期跟踪与评估机制，不仅极大地提升了个体健康管理的品质与效率，更以其丰富的数据资源，为体育科学研究注入了新的活力。这一平台的这些数据，为研究人员提供了评估不同运动与健康管理方法有效性的有力工具，助力他们不断优化策略，深入探索运动对慢性病预防、心理健康等的影响，为人类的健康福祉贡献智慧与力量。得一提的是，一些更先进的智能健康平台还能实施定期效果评估制度，旨在根据用户的身体变化与需求变化，适时调整运动计划的强度与时间安排。每月一份详尽的评估报告，不仅能让用户全面了解运动计划的执行情况与成效，还为后续的优化调整提供了坚实的依据。

3.1.4 虚拟现实技术在运动技能训练中的应用

虚拟现实技术在运动技能训练中的应用主要涉及以下三个方面。

3.1.4.1 构建沉浸式训练环境

（1）真实感与沉浸式体验。虚拟现实技术通过创建高度真实的虚拟环境，使运动训练更接近实际场景。通过应用虚拟现实技术，训练者能够在一个全面控制的环境中训练，从激烈的球场对抗到滑雪挑战，所有场景都可控。这种沉浸式体验能增强训练的趣味性和真实感，从而有效地增强训练者的专注度和参与度，进而提高训练效果。

沉浸式训练环境允许用户在安全的虚拟空间中尝试和练习高风险动作。在传统的高强度训练中，执行复杂动作往往伴随着不容忽视的风险，故而需要层层防护以确保安全。而今，虚拟现实技术凭借其强大的能力，构筑了一个零风险的学习空间，使训练者能够无后顾之忧地反复研磨每一个高难度动作。在模拟世界里，训练者能够沉浸其中，通过无数次的虚拟实践，深化对动作要领的领悟，构建起坚实的动作记忆与肌肉记忆，从而在真实世界中操作时，大幅降低受伤的风险。更值得一提的是，虚拟现实技术以其强大的模拟能力，解锁了训练场景的无限可能。它不再局限于单一的训练环境，而是为运动员打开了通往多彩世界的大门。足球运动员能够在虚拟世界中经历四季更迭、风雨无阻的赛事挑战；篮球健将能够在各式各样的虚拟场馆中，灵活切换攻防策略，磨炼技艺；滑雪高手更是能在虚拟现实技术构建的极限雪道上，畅享速度与激情，提升自我。这种场景的多样性，不仅极大地拓宽了训练的边界，使运动员能够提前适应并应对各种复杂多变的比赛环境，还无形中锤炼了他们的应变能力与心理素质，为他们在真实赛场上的卓越表现奠定坚实的基础。

沉浸式训练环境融合了数据分析和即时反馈，极大地提升了用户的训练成效。虚拟现实技术能够实时捕捉并细致分析用户的每一个运动细节——从动作的流畅轨迹到速度与力量的微妙变化，无一遗漏。依托精准的数据分析，智能健康平台能够迅速给出具有针对性的反馈与指导，助力用户精准纠错，精进训练技巧。这种即时的反馈循环使训练过程既科学又高效，让用户能够在不断的自我调整中稳步前行。而且，虚拟现实技术还为训练增添了前所未有的互动与乐趣。用户置身于一个充满挑战与惊喜的虚拟世界，参与各式各样的游戏与竞赛，不仅使训练过程变得生动有趣，更激发了他们内心的竞技精神与探索欲望。

总之，虚拟现实技术提供了一个既安全又充满乐趣的高质量训练环境，使用户在模拟的真实场景中安全地练习高难度动作，同时保持训练的持久动力和高效率，从而实现技能的持续提升和健康水平的提升。

（2）多样化的训练场景。虚拟现实技术凭借其多样化的训练场景，如从室内体育馆到户外的各种运动环境，为用户提供了丰富多样的比赛与训练背景。想象一下，虚拟现实技术能将运动员带入室内热血的篮球场、户外激情的足球场，或是崎岖刺激的山地自行车赛道，让他们在模拟的真实环境中不断磨砺自己的技艺。不仅如此，虚拟现实技术还关照到了不同用户群体的不同需求，量身打造了适合各年龄段及技能层次的训练场景。对于孩子来说，虚拟世界充满了无限的趣味与互动，虚拟的游乐场、色彩斑斓的卡通主题跑道等，让孩子在欢笑中享受运动的快乐，自然而然地激发他们对体育运动的浓厚兴趣，为他们的健康成长铺设一条充满乐趣的道路。青少年则可以接触到更具挑战性的场景，如虚拟的篮球比赛或足球对抗，这些旨在提高他们的技能和团队协作能力。中年人则可以通过模拟的健身房或瑜伽馆进行适当强度的运动，以维持健康和活力。老年人可以在安全的环境中进行如太极拳或散步等低强度运动，以保持活力和预防疾病。

虚拟现实技术的多元化训练场景能够使运动员在赛前提前适应相应的紧张氛围与压力。举例来说，虚拟现实技术能够重现大型体育赛事的壮观场景，包括观众的热烈欢呼与浓厚的竞技氛围，使运动员在虚拟世界中感受到与真实赛场别无二致的紧张感。这有助于运动员在正式比赛时保持冷静与自信，进而提升他们的竞技表现。不仅如此，虚拟现实技术还擅长构建复杂多变且难以预料的运动情境，旨在锻炼运动员应对突发状况的能力。以足球模拟训练为例，虚拟现实技术能够随机调整对手的攻防战术，迫使运动员在瞬息万变中迅速反应，灵活调整自己的应对策略。通过一系列多变环境的实战演练，运动员的适应能力、反应速度及决策力均能得到显著提升，助力他们在真实赛场上游刃有余地应对各种未知挑战。

与传统的单一且重复的训练环境相比，虚拟现实技术能通过提供多变的训练场景，如模拟的室内篮球馆或户外足球场，有效地维持训练的新鲜感和趣味性，从而激发用户的运动热情。此外，虚拟现实技术还支持个性化和订制化的训练场景，能够根据用户的特定需求和目标设计适合的训练内容。

3.1.4.2 实时反馈与纠正及技术分析与数据驱动改进

（1）实时反馈与纠正。通过高度精密的传感器和先进的人工智能算法，智能健康平台能够实时捕捉用户的动作，并对这些动作进行详细分析。无论是细微的动作偏差还是明显的技术错误，智能健康平台都能够准确识别，并及时提供反馈。通过模拟的场景，用户可以清晰地看到自己在运动过程中出现的不标准或不规范的动作，并立即进行纠正。

传感器精确捕捉用户的每个动作细节，并将数据实时传送至智能健康平台。该系统运用高级算法深度分析这些动作数据，并识别出任何执行错误或不足。例如，该系统可以在用户的虚拟视界中高亮显示动作执行不正确的部位，同时提供具体的改进建议。用户可以依据这些反馈即时调整动作，达到更加科学、规范的训练效果。这种实时反馈系统能显著提升训练的效率与成效，使用户在短时间内精准掌握所需技能。以虚拟篮球训练为例，该系统实时追踪并分析用户的投篮动作，即时指出手部位置或姿势的偏差，并提供调整指导。通过持续的反馈与调整，用户能够迅速优化投篮技巧，显著提升命中率。同时，不当的动作往往是运动伤害的根源,尤其是在高强度和高技术要求的运动中。通过实时反馈与纠正,用户能在训练初期便发现并纠正错误动作,避免不良习惯的形成,从而大幅降低运动伤害的风险。例如,在虚拟的跑步训练中,该系统能细致监测用户的步态与姿势,精准识别诸如步幅过短、落脚角度不当等问题,并给出具有针对性的改进建议,从而有效预防膝盖、脚踝等关键部位受伤。

用户在虚拟的环境中进行训练时,能够借助可视化反馈直观地理解正确的动作技巧。人工智能系统提供的修正建议常通过图像、动画或视频形式展示,这样用户能清晰看到正确的动作示范。这种直观的学习方式超越了传统的口头指导或书面说明,更能有效地帮助用户快速学习技能。虚拟现实技术凭借其持续的反馈与激励,不仅维持了用户对训练的兴趣及参与度,还助力他们不断取得更高的训练成就。

(2)技术分析与数据驱动改进。虚拟现实技术凭借其全面的技术分析功能,能够细致入微地处理用户的运动数据,包括动作轨迹、速度、力量及角度等。借助高精度传感器与人工智能算法,虚拟现实技术对这些数据进行深度挖掘与精细分析,最终生成详尽的人工智能运动数据报告。该报告不仅直观展现用户的训练成效,还深入剖析动作技术的细微之处,使用户对自身运动状态及技术细节有更清晰的认知。技术分析流程严谨且精准,VR系统首先借助高精度传感器精准捕捉用户的每一个细微动作,并详细记录下动作的完整轨迹与力量分布。随后,依托先进的人工智能算法,对这些海量数据进行深度处理与解析,敏锐指出用户动作中的偏差与不足,并结合速度与力量评估,系统、科学地评判用户的技术水平。这一多维度的技术分析模式,能够确保运动数据报告的科学严谨与精准无误,为用户提供极具价值的反馈信息与明确的改进路径。

运动数据报告不仅是用户评估自身训练成效的得力助手,还是提升训练效果的利器。通过详尽的数据剖析,该报告能够为用户清晰地展示他们在技术上的优势与短板。比如,该报告会精准指出用户在跑步时步伐不均衡，或在投篮过程中力量控制不够精确等问题。基于此，用户可以有的放矢地调整自己的运动技巧，实现精准优化。为了进一步助力用户的成长，该报告还提供具体的改善建议与个性化的训练指导。例如，针对跑步步伐不均衡的问题，会给出调整步频以寻求更稳定的跑步节奏的建议；针对投篮过程中力量控制不够精确的问题，则会推荐加强特定部位的力量训练，以提升投篮的精准度。这些订制化的建议能使用户在随后的训练中细化技术，从而提升整体训练成效。数据驱动的改进方法不局限于个别动作的调整，还包括整体训练计划的优化。通过分析广泛的用户数据，虚拟现实系统能够识别出普遍存在的技术问题或训练需求。比如，该系统可能发现多数用户在特定动作执行上有技术缺陷，或在某些训练模块中普遍表现不佳。基于这些普遍性问题，系统会优化训练方案，制订更科学、高效的计划，协助用户提高运动技能。

　　虚拟现实系统凭借其强大的数据分析能力，持续追踪并精准评估用户的训练成效。训练每告一段落，系统便会即时生成详尽的技术水平评估报告，并为用户提供有针对性的反馈。这些详尽的数据报告能够让用户清晰、直观地看到自身的成长轨迹，包括技术上的点滴进步与显著变化，从而精准定位技术提升的关键点。此外，该数据报告还为用户的每一次训练设定了明确的改进方向，助力他们循序渐进地提升技能水平。更为重要的是，这种数据驱动的改进方式不仅能直接促进技术的飞跃，还能巧妙地激发用户的内在动力与成就感。每当技术进步或训练成果有所突破，这些变化都会直观地反映在数据报告中，让用户通过对比不同阶段的成果，直观地感受到自己的成长与蜕变。虚拟现实系统还通过设定阶段性目标和奖励机制，进一步激发用户挑战自我、维持训练热情的积极性。深入的数据分析，能不断优化训练方案，增强训练的针对性，关注技术在各种运动项目和用户群体中的适用性，确保有效性。持续的技术创新和应用研究助力提升全民健康水平和运动技能。

3.1.4.3 个性化训练方案及进阶训练与难度递增

(1)个性化训练方案。个性化训练方案的精心构建，深深植根于对用户多维度运动数据的深度剖析。虚拟现实系统内置的高精度传感器与全面的健康监测设备，能够全方位捕捉用户的运动状态，并将其身体状况、健康历史等关键信息融入考量。这一数据采集流程，为制订个性化、科学的训练计划奠定了基础。虚拟现实系统通过对这些数据进行全面、细致的分析，精准洞察用户的实际体能状况与个性化需求，进而量身打造出贴合用户实际情况的训练方案。这些方案不仅紧密贴合用户当前的健康状况，还将他们的长远健康愿景与运动目标纳入规划之中，确保每一步训练都朝着正确的方向迈进。以增强心肺功能为例，虚拟现实系统会精心策划一系列有氧运动计划，通过逐步增加运动强度与时长，帮助用户稳步增强心肺耐力。对于渴望增强肌肉力量的用户而言，方案则聚焦力量训练，同时合理安排休息与恢复时间，以最大化训练效果并保障用户的身体健康。这样的个性化设计，确保用户都能在科学的指导下，稳步实现自己的运动目标。

个性化训练方案的制订，不仅要遵循科学严谨的原则，还要具有灵活应变的智慧，这得益于虚拟现实技术的实时监测与即时调整能力。在训练过程中，系统能够敏锐捕捉用户的即时表现与身体反馈，从而动态调整训练的强度与内容。一旦发现用户心率异常或显露出疲劳迹象，系统便会建议其降低训练强度，或引导用户进行必要的休息，以确保训练过程的安全与高效。反之，若用户展现出卓越的适应力与潜力，系统则会适时提升训练难度，助力用户不断突破自我，实现技能的飞跃。通过这些个性化训练方案，用户不仅能享受训练的过程，还能保持高昂的训练热情和动力。

(2)进阶训练与难度递增。进阶训练强调个性化与动态调整，核心在于通过虚拟现实系统，实时监测用户的训练表现。虚拟现实系统利用传感器和人工智能算法评估用户的运动数据及身体反应，并基于此精准制订适合用户的进阶训练计划。例如,对于已掌握基本技能的用户,系统会设计更具挑战性的训练内容,如增强训练强度、延长训练时间或引入新运动项目。这种个性化的难度调整,能够使用户在连续挑战中逐步提升技能。进阶训练不仅涉及训练强度的增强和时间的延长,还涉及增强训练内容的多样性和复杂性。虚拟现实技术可以模拟多种运动场景,如变换的天气、地形及比赛条件,为用户创造多样化的训练环境。这不仅有利于增强用户的适应能力和应变能力,还有利于用户在实际运动场合更自如、出色地表现。

在进阶训练中,系统通常通过逐步增加训练难度,稳步提升用户的技能水平。初始阶段,系统会为用户设计简单的训练任务,以助力用户掌握基础技能。随着用户能力的提升,系统会逐渐增加任务的复杂性,如提高强度、增加训练种类或引入高难技巧训练。这种渐进式训练模式能够使用户在持续的挑战中提高技能,逐步提升训练水平。系统不断设置新挑战,激励用户维持训练动机,挖掘潜力。例如,用户完成一项任务后,系统即设定更具挑战性的任务,鼓励其持续努力。这种持续的挑战模式不仅能增强用户的训练积极性,还能激发用户的竞争精神与自我超越的动力。

在实际应用中,虚拟现实技术的实时反馈与数据分析,推动进阶训练与难度递增实现了高度科学、精准的训练效果。系统根据用户的实时数据动态调整训练内容和难度,确保每次训练都达到最佳效果。此外,进阶训练不仅能提升用户的技能,还能促进用户心理成长。通过不断应对挑战,用户的自信和心理韧性,以及成就感和满足感,得到显著增强。

3.2 数据驱动的体育健康管理策略

数据驱动的体育健康管理策略是实现个性化、精准化健康管理的关键。通过智能化技术，相关主体可以更科学地制订和执行运动处方，组织社区健康促进活动，融合学校体育活动与健康教育，以及实施职场健康管理项目。

3.2.1 运动处方的制订与执行

运动处方，这一为个体量身订制运动计划的创新方法的出现，可追溯至20世纪50年代美国生理学家卡波维奇的开创性贡献。随着冠心病等疾病康复训练研究的不断深入发展，运动处方逐渐在医疗领域崭露头角，并获得广泛重视。特别是自20世纪60年代起，全球对运动处方领域的探索与实践呈现出显著增长态势，彰显了其在促进健康与康复方面的重要作用。

1969年，世界卫生组织正式采纳了"运动处方"这一术语，此举极大地推动了该概念在国际范围内的标准化进程。一个完备的运动处方的核心在于详尽规划运动的各项要素，包括类型、强度、时长与频次，并特别标注需要留意的事项，以确保参与者都能依据个人健康状况与体能状况，安全、有效地投身于运动之中。运动处方作为一种系统化的指导策略，依托全面的医学检查与个性化的运动方案设计，旨在引导人们以科学的方式参与锻炼，从而增进健康。这一方法不仅广泛适用于追求健康生活的普通人群，还是疾病预防与促进康复不可或缺的重要手段。运动处方涵盖心血管锻炼、肌肉力量增强及心理健康提升等多个维度，其制订过程严谨，需要进行心肺功能评估、体力测试等一系列全面检查。之后，康复医师或专业体疗师会根据这些评估结果，结合个体的健康状况与运动潜能，制订个性化的运动计划。同时，他们还会细心调整运动的强度与持续时间，确保方案既安全又高效，助力个体达到最佳的运动效果。

随着我国民众健康意识的不断增强，运动处方的概念得到更大重视，并被应用于临床辅助治疗领域。这体现了我国医疗体系对运动康复价值的深刻认识，也预示着运动处方将在我国健康事业中发挥更重要的作用。临床研究显示，运动处方在冠心病、肥胖等疾病的治疗中展现出显著疗效。我国医学界通过努力极大地推动了我国在这一领域的快速发展。目前，运动处方的基本理论框架与实用方法已稳固融入我国医学与体育专业院校的教育体系中，成为教材不可或缺的组成部分。与此同时，为了进一步扩大运动处方的覆盖面，相关机构不遗余力地通过多元化的传播渠道，开展了一系列丰富多彩的教育活动。这些活动旨在将科学的运动指导理念传递给广大公众，引导公众树立正确的健康观念，培养良好的运动习惯。通过这些努力，我国正在构建一个更加健康、活跃的社会环境，让每个人享受到运动带来的益处。

3.2.1.1 关于运动处方

运动处方这一科学指导方案，详尽地规划了运动的具体类型、所需强度、持续时间、执行频率、进度安排以及一系列需要注意的细节，确保每个参与者都能安全、有效地进行锻炼。

1）运动处方中的运动类型

在运动处方中，运动类型扮演着至关重要的角色，它们通常涵盖以下三大基础类别。

（1）耐力性运动。耐力性运动（一般指有氧运动）在运动处方中占据了不可替代的地位。此类运动的核心价值在于其对心血管、呼吸及内分泌系统等慢性疾病的卓越康复与预防效果。通过持续的有氧锻炼，这些关键系统的功能得以显著改善与增强，进而促进整体健康状况的全面改善。在健身、健美运动处方中，耐力性运动是保持身心健康、理想体重的有效方式。

有氧运动的项目包括步行、慢跑、走跑交替、上下楼梯、游泳、骑自行车、跳绳、划船、滑水、滑雪、球类运动等。

（2）力量性运动。力量性运动的主要目标是帮助患有运动系统和神经系统障碍的人恢复肌肉力量和肢体功能。力量性运动的实施不仅仅是恢复肌力那么简单,它还涉及矫正体态畸形、预防由肌力不平衡引起的各种慢性疾病。通过精确调整肌力平衡,力量性运动有助于改善患者的躯干和四肢功能,促进身体形态的正常化。例如,在康复过程中,选择性地加强某些群肌的力量,可以有效预防进一步的功能退化,同时提高患者的自理能力和生活质量。

力量性运动可以分为电刺激疗法、被动运动、助力运动、免负荷运动、抗阻运动。其中,电刺激疗法通过电刺激来增强肌力,改善肌肉的神经控制,尤其适用于那些因神经损伤而肌肉力量严重下降的患者。电刺激可以模拟正常的神经信号,帮助肌肉收缩,从而训练肌肉以逐渐恢复功能。被动运动通常由治疗师或机械设备辅助完成,主要适用于自主运动能力极弱或完全失去自主运动能力的患者。助力运动则通过一些辅助设备,如阻力带或运动康复机器,帮助患者在有限的范围内进行肌肉训练,以逐步恢复肌肉力量和控制能力。免负荷运动是在减轻甚至消除地心引力影响的条件下进行的,如水中运动。这种方式特别适合于需要减少关节压力的患者,因为水的浮力可以有效地减轻身体负荷,从而大大降低运动时的疼痛感和伤害风险。抗阻运动是力量性训练中最常见的一种方式,包括等张练习、等长练习和等动练习等。这些练习通过对肌肉施加不同的抗力来提高肌肉力量和耐力。

(3)伸展运动和健身操。伸展运动和健身操是运动处方中常见的形式,广泛应用于治疗、预防以及日常健身和美体。这些活动主要通过放松肌肉、消除身体和心理疲劳、改善体型来促进健康。它们还对防治诸如高血压、神经衰弱等慢性疾病有显著效果,因此被广泛用于增强体质和提升生活质量。在现代快节奏的生活中,伸展运动和健身操成为应对身体僵硬和精神压力的有效手段。这些活动不仅能帮助人们增强肌肉的灵活性和弹性,还可以扩大关节的活动范围,从而预防由久坐和缺乏活动导致的肌肉萎缩和关节问题。

伸展运动和健身操的种类多种多样,包括太极拳、五禽戏、广播体操、医疗体操和矫正体操等。太极拳不仅注重动作的流畅性，还强调呼吸与动作的协调，能有效促进身心平衡。五禽戏模仿了五种动物的动作，通过具象的体操形式来达到强身健体的目的。广播体操和医疗体操则更多被应用在集体健身和特定的康复治疗中。广播体操简单易学，适合各个年龄层，是集体活动的常见形式。医疗体操则是根据具体病症设计的，目的是通过特定的运动帮助病人恢复或改善健康状况。矫正体操专门针对体态不良等问题，通过专门设计的动作来纠正身体姿态，增强身体的对称性和协调性。这些活动不仅有助于身体健康，还有益于精神状态的改善，使人在忙碌的生活中保持活力和正能量。

2）运动处方中不同运动类型的运动强度

（1）耐力性运动的运动强度。运动强度是运动处方的核心及设计运动处方时较困难的部分，需要有适当的监测确定运动强度是否适宜。运动强度的核心衡量标准为单位时间内所完成的运动量，其计算公式为运动强度＝运动量/运动时间。运动量则是运动强度与运动时间的乘积。为了确定适宜的运动强度，通常需要综合考虑多个关键因素，包括最大心率的百分数、代谢当量、心率以及自感用力度。

①最大心率的百分数。在制订个性化的运动处方时，一个关键的指标是最大心率的百分比，它被广泛应用于量化运动强度的设定。为了有效提升有氧适能，推荐的运动强度范围通常在最大心率的70%—85%，这一区间恰好对应最大吸氧量的55%—70%，从而确保运动既具挑战性又安全可控。

②代谢当量。代谢当量（metabolic equivalent, MET）是以安静且坐位时的能量消耗为基础，表达各种活动时相对能量代谢水平的常用指标。1MET ＝ 3.5毫升/（千克·分钟）。任何人从事任何强度的活动时，都可测出其吸氧量，从而计算出MET，用于表示其运动强度。在制订运动处方时，如已测出某人的适宜运动强度，即可找出相同MET的活动项目，写入运动处方。

③心率。在运动实践中，除去环境、心理刺激和疾病等因素，心率与运动强度之间存在着线性关系。最大心率作为衡量个体在极限运动状态下心脏跳动频率的标准，是评估运动强度的重要标准。而在中国，与最大心率相对应的"靶心率"或"目标心率"，则特指在运动过程中，当身体功能发挥至最大能力的60%—70%时所呈现的心率水平。这一心率区间被视为实现运动效益最大化与安全保障并重的理想范围。个人的靶心率区间通常需要借助运动负荷试验来测定，或者通过症状限制性运动试验来综合评估。最大心率的70%—85%是指导运动强度的适宜心率范围。采用靶心率作为调控运动强度的手段，操作简便且效果显著。它不仅能够确保运动者达到理想的锻炼效果，还能够有效预防运动强度不当引发的安全风险，从而实现运动效益最大化与安全保障的双赢。计算靶心率的流程包括两个关键步骤：第一步，准确测量个体的静息心率，即在完全放松、无外界刺激状态下的心率水平；第二步，依据患者的年龄与体能状况，利用通用公式"最大心率＝220－年龄"来估算其最大心率。这两个步骤能够为患者量身订制在不同运动强度下应达到的理想心率区间，从而确保运动的安全性与有效性。

公式推算法作为一种高效、科学的技术手段，被广泛应用于靶心率的精准确定中。该方法将最大心率的65%—85%作为目标区间，旨在确保运动过程既安全又高效。具体而言，靶心率的计算遵循以下公式：靶心率＝（220－年龄）×（65%或85%）。这一公式综合考虑了年龄因素，为不同年龄段的个体提供了个性化的靶心率参考范围。对于年龄在50岁以上、有慢性病史的人群，可以使用公式：靶心率＝170－年龄。经常参加体育锻炼的人则可以使用公式：靶心率＝180－年龄。例如，年龄为40岁的健康人的最大心率为：220－40＝180（次/分钟），则其适宜运动心率的下限为180×65%＝117（次/分钟），上限为180×85%＝153（次/分钟）。也就是说，在运动时其心率保持在117—153次/分钟，其运动强度适宜。

耗氧量推算法同样是控制运动强度的重要方法。人体运动时的耗氧量、运动强度与心率有着密切的关系，通过耗氧量可以推算靶心率，从而控制运动强度。高强度运动相当于最大吸氧量的 70%—80%，此时的心率为 125—165 次 / 分钟。中等强度的运动，其运动强度与最大吸氧量的 50%—60% 相匹配，此时的心率范围普遍落在 110—135 次 / 分钟。相比之下，轻度运动则与低于最大吸氧量 40% 相匹配，心率则维持在 100—110 次 / 分钟。在实际运用中，通常会根据个体的年龄初步推算其适宜的心率范围，但还需要结合个体的具体健康状况、体能水平及运动习惯等，灵活调整运动强度。以耗氧量为基准的计算方法更侧重于在运动过程中对心率的实时监测与调整，以确保训练效果的最大化。无论是采用何种计算或调整方法，都应围绕个体的身体状况、健康目标及实际运动能力来制订个性化的运动计划，这是保障运动安全性与有效性的关键所在。

④自感用力度。自感用力度能有效衡量相对运动强度的个体差异。作为一种主观评估手段，它在连续强度运动中扮演着反映个体体力状态的重要角色，其可靠性使之成为评估运动强度的有力工具。在制订或优化运动处方的过程中，融入自感用力度能够使运动处方的制订更加科学且贴合个体需求，实现运动个性化的精准提升。自感用力度与一系列心肺功能相关的生理参数紧密相连，包括吸氧量、心率、通气量、血乳酸水平等。这一关联赋予了运动者通过自我感知精准评估当前运动强度是否适宜的能力，从而确保运动既具挑战性又安全可控，进而为实现健康目标奠定坚实基础。

（2）力量性运动的运动强度和运动量。力量性运动的运动量和运动强度由多个因素决定，这些因素共同影响训练的效果和效率。其中，参与运动的肌肉群的大小是一个重要因素。一般来说，较大的肌肉群，如躯干和大关节附近的肌肉的运动量较大，因为这些肌肉群支撑着身体的主要部分和执行大范围的动作。相反，较小的肌肉群，如肢体远端的小关节和单个关节，运动量相对较小。运动的用力程度也是影响运动量的一个重要因素。例如，负重运动和抗阻力运动（举重和使用弹力带的练习）通常要求更大的力量输出，因此这些运动的运动量较大。反之，不负重运动（空手做的屈伸运动）的运动量相对较小，因为这类运动的抗阻较小。运动节奏同样影响运动量。自然、轻松的运动节奏通常导致较小的运动量，因为这种节奏允许肌肉有更多的恢复时间和较少的持续张力。过快或过慢的运动节奏会显著增加运动量，因为这种节奏要求肌肉在更长的时间内保持活动状态或快速重复动作，从而增加肌肉的负荷。综合考虑这些因素，制订力量性运动计划时，应充分考虑肌肉群的大小、运动的用力程度以及运动节奏，以确保运动计划的合理性和有效性，从而优化训练结果，提升肌肉力量和功能。

（3）伸展运动和健身操的运动强度和运动量。

①有固定套路的伸展运动和健身操的运动量。有固定套路的伸展运动和健身操，如太极拳、广播操等，其运动量相对固定。例如，太极拳的运动强度一般在 4～5MET，运动量较小。增加运动量可通过增加固定套路的重复次数或动作幅度等来完成。

②一般的伸展运动和健身操的运动量可分为小、中、大三种。小运动量指个别关节的简单运动、轻松的腹背肌运动等，运动间隙较多，一般为 8～12 节；中等运动量指做数个关节或肢体的联合动作，一般为 14～20 节；大运动量以四肢及躯干大肌肉群的联合动作为主，可加负荷，有适当的间歇，一般在 20 节以上。

3）运动处方的持续时间

（1）耐力性运动的运动时间。在制订运动处方时，持续时间的设定是至关重要的一环，因为它直接关乎每次运动应持续多久以达到最佳效果。对于耐力性运动而言，普遍推荐的时间是 15—60 分钟，其中，20—40 分钟被普遍视为理想时长。对于采用间歇性训练模式的运动者而言，在计算总运动时间时，需要扣除间歇休息的时间。此外，间歇运动的密度也需要根据个体的体能状况进行灵活调整：体能较弱的个体应选择低密度的运动安排，以减轻身体负担；体能较强的个体则可尝试高密度的运动安排，以进一步增强训练效果。为了实现既定的运动总量目标，若选择较低的运动强度进行锻炼，则需要延长运动时间。灵活的调整策略能够使不同体能水平的个体找到适合自己的运动方案：年轻力壮或体能较佳的人群可以从较高的运动强度起步；老年人或体能较弱的个体则宜从低强度开始，循序渐进地增强体能。在增加运动量的过程中，遵循渐进原则至关重要。因为分阶段、逐步增强的方法有助于身体更好地适应日益增加的运动负荷，有效降低运动伤害的风险，并促进锻炼效果的显著提升。因此，科学合理地配置运动强度与运动时间，是确保运动安全、高效的关键所在。针对个体体力水平的差异，运动处方则需要具备高度的个性化与针对性。对于体力状况较佳的人群而言，采用高强度、时间相对紧凑的锻炼方式，同样能够实现既定的运动量目标。对于体力较弱或初学者而言，则更适合选择低强度但持续时间较长的锻炼模式，以温和的方式引导身体逐步适应并增加运动负荷，避免过度疲劳与伤害。科学控制运动量的关键在于精准平衡运动强度、持续时间与个体健康状况、运动目标之间的微妙关系。合理安排运动强度与运动时间，不仅有利于确保锻炼的连贯性与有效性，还有助于体质的稳步提升，疾病的有效预防，从而为个体带来全面的健康福祉。

（2）力量性运动的运动时间。力量性运动的运动时间主要指每个练习动作的持续时间。例如，等长练习中肌肉收缩的维持时间一般认为6秒以上较好。下蹲练习是负重伸膝后再维持5—10秒。在动力性练习中，完成一次练习所用时间实际上代表动作的速度。

（3）伸展运动和健身操的运动时间。有固定套路的伸展运动和健身操的运动时间一般较固定，而没有固定套路的伸展运动和健身操的运动时间有较大差异。例如，24式简化太极拳的运动时间约为4分钟；42式太极拳的运动时间约为6分钟；伸展运动或健身操的总运动时间由一套或一段伸展运动或健身操的运动时间、伸展运动或健身操的套数或节数来决定。

第 3 章 体育健康促进的新方式

4）运动处方的运动频率

（1）耐力性运动的运动频率。在制订运动处方的过程中，运动频率占据着举足轻重的地位，它通常以每周内参与锻炼的次数为衡量标准。通常而言，每周进行 3—4 次的锻炼被视为理想之选，其中，采取隔日锻炼的模式尤为推荐。这样的安排巧妙地平衡了运动量与身体恢复之间的关系，既能保证足够的运动刺激，又能给予身体充分的休息与恢复时间，有效预防过度疲劳的发生。需要注意的是，尽管每周 2 次的锻炼频率相对较低，但对于初学者或是体力状况不佳的个体而言，它依然能够带来不容忽视的健康效果。当运动频率增加到每周 5 次或更多时，锻炼的效率提升幅度变小，同时运动损伤的风险增加。因此，合理安排运动频率至关重要，既要保证锻炼效果，又要防止运动损伤。

（2）力量性运动的运动频率。力量性运动的运动频率一般为每日或隔日练习 1 次。

（3）伸展运动和健身操的运动频率。伸展运动和健身操的运动频率一般为每日 1 次或每日 2 次。

5）运动处方的运动进度

根据运动处方进行运动的人，经过 6—8 周的运动练习后，心肺功能通常会有所改善。此时，无论是运动强度还是运动时间，都应逐渐加强或增加，因此运动处方应根据个体的运动进度进行调整。由运动训练带来的体能变化会经历初级阶段、进展阶段和保持阶段三个阶段。

初级阶段指刚刚实行定时及有规律运动的时期。在这个阶段，并不适宜进行长时间、多次数和强度大的运动，因为肌肉在未得到充分激活就接受高度训练容易受伤。对于普遍人群而言，理想的运动处方应兼顾运动强度的适中性、持续时间的合理性以及频率的恰当性。例如，若将慢跑作为锻炼方式，一个常见的设定是将速度维持在每小时 4 千米左右，而具体的运动时长与频次则需要依据个体的体能状况进行灵活调整。不过，需要强调的是，每次锻炼的时长应不低于 15 分钟，以确保运动效果的初步显现。初级阶段的重点在于让身体逐步适应运动的节奏与强度变化，从而避免过度疲劳及可能引发的运动损伤。这一阶段的核心目标聚焦增强个体的基础体能与心肺功能，为之后进行更高强度的训练奠定坚实基础。

进入进展阶段，个体在圆满完成初级阶段训练后，心肺功能将迎来更为显著的增强，这一阶段的体能提升过程持续4—5个月的时间。在此期间，运动强度的逐步提升与运动时间的合理增加成为训练的核心要素。运动强度可逐步调整至最大摄氧量的40%—85%，以激发身体的潜能。同时，每2—3周，个体应适度增加单次运动时间，以逐步适应更高强度的训练。以跑步为例，随着训练的深入，个体应根据自身的适应情况，逐步将跑步速度提升至每小时5—6千米的水平，并将每次的运动时间延长至30—40分钟，以确保训练效果的最大化。此外，每周的运动次数也应相应增加至4—5次，以保持训练的连续性与强度。进展阶段的主要目标在于通过更为系统、高强度的训练，进一步增强个体的心肺功能、肌肉力量，提升耐力水平，从而最大化体能状态。

在训练进程迈入约6个月后的保持阶段，个体的心肺功能已趋理想状态，此时，个体往往会对进一步增加训练量心生抵触。为了巩固健康与体能成果，保持一个适度的运动强度尤为重要。此阶段，引入篮球、网球、游泳等多样化的运动项目，替换单一乏味的训练模式，能有效维持运动的愉悦感，促进持续的身体活动。保持阶段的核心目标是稳住既有的体能高度，防范体能下滑，并借助多元化的运动方式及项目，保持对运动的热爱，让运动成为生活中不可或缺的一部分。

3.2.1.2 数据采集与分析

数据采集的重点在于广泛搜集包括个体生理指标、日常习惯、运动历程及饮食状况等在内的多维度信息。利用智能手环、手表等智能设备，实时追踪并记录用户的心率、血压、体温、呼吸频率、步数、运动轨迹及睡眠品质等生理数据。同时，借助健康问卷与个人报告，进一步收集用户的生活习惯与运动历史，为全方位评估用户的健康提供数据支持。

数据分析紧随数据采集，大数据技术在数据采集中扮演至关重要的角色。数据采集系统凭借对庞大数据的深入剖析，能够精准捕捉用户的健康状态、潜在风险及个性化需求。比如，数据采集系统依托心率、血压等数据，敏锐识别高血压或心脏病的早期迹象；还能够通过分析步数与运动距离，精准评估用户的日常活动量及运动偏好。这些深入细致的分析成果，为量身打造科学合理的运动计划提供了坚实的数据支撑。

个体差异导致健康状态与需求各异，因此，运动处方的设计需要高度个性化且精准对应。基于大数据的深度分析结果，数据采集系统能够为每位用户量身打造运动方案。比如，针对有减肥需求的用户，数据采集系统会推荐增加有氧运动的频率与强度，并融入合理的饮食调控策略；针对增强心肺功能的用户，系统则会推荐渐进增强运动强度、增加运动时间的有氧运动计划。此类个性化的运动处方，能够助力用户稳步达到健康促进的目的。

智能健康平台集数据采集与深度分析于一体，运用尖端算法与模型，深度剖析用户的健康数据，为用户提供详尽的健康报告及个性化的运动指导。例如，健康管理应用根据用户数据量身打造运动计划，包括每日运动时长、类型、强度乃至饮食建议，科学引导用户优化健康状态，提升运动效能。系统持续追踪用户健康指标，敏锐捕捉潜在的健康隐患，实施早期干预。一旦发现心率、血压等长期偏离正常范围，即会智能提示健康检查或调整运动规划，以遏制健康风险升级。此类数据驱动的健康管理策略，能够让用户及早发现并应对健康问题，确保处于健康状态。

借助物联网设备与健康监测工具，智能健康平台得以实时追踪用户的运动数据与健康状况，并据此灵活调整运动处方。一旦发现用户运动强度超标或显现疲劳征兆，平台会即时发出温馨提醒，建议适当降低训练强度或安排必要休息，以防运动过度。反之，若用户的健康指标呈积极改善状态，平台则会智能提升训练难度与强度，激励用户勇于突破自我，持续增强运动能力。这一动态调整机制能够确保运动处方的科学合理性与高效执行，使用户的训练过程始终保持在最优状态。

3.2.1.3　个性化运动处方制订

个性化运动处方制订基于对用户健康数据的全面分析。智能健康平台深度融合大数据分析与人工智能算法，对用户数据（包括生理指标、运动历史和生活习惯等）进行深度挖掘，以精准洞察每位用户的健康状况、潜在风险及个性化需求。比如，平台能够敏锐捕捉到某用户心肺功能的不足，进而推荐有氧运动方案以增强其体质；针对需要增强肌肉力量与耐力的用户，平台会量身打造力量训练计划。这种精准到人的分析策略，使得平台能够为用户量身订制科学、合理的运动处方，确保每位用户都能在科学的指引下，高效实现自己的健康与运动愿景。

个性化运动处方会在运动类型、强度、频率及持续时间四大维度全方位贴合用户的兴趣与需求。在运动类型上，个性化运动处方会充分尊重用户偏好，提供包括跑步、游泳、瑜伽、力量训练等在内的多元化选择。对于钟情于户外活动的用户，个性化运动处方会推荐跑步或骑行；对于偏爱室内环境的用户，个性化运动处方会推荐瑜伽或力量训练方案。运动强度的设定同样因人而异，依据用户的体能状况与运动目标量身打造。对于初学者或体力稍弱的用户，个性化运动处方会推荐低强度的有氧运动，如散步或轻松的瑜伽课程，确保运动过程既舒适又安全；对于已具备一定运动基础的用户，中等强度的有氧运动或力量训练则是促进体能提升的理想选择；对于追求挑战、渴望突破自我极限的运动爱好者或竞技选手，高强度的间歇训练、重量训练等则能助其不断超越自我，实现运动能力的飞跃。这样个性化的设计，旨在为用户营造一个安全、高效的锻炼环境，助力其稳步迈向健康与运动的更高境界。

运动频率的设定需要紧密围绕用户每周参与运动的次数展开。智能健康平台会根据用户的个性化健康目标及可支配时间，智能推荐适宜的运动频次。比如，对于致力减肥的用户，平台往往倡导每周安排4—5次的有氧与力量训练组合，以加速燃脂进程；对于旨在维持健康状态的用户，平台则建议每周进行3—4次的中等强度有氧运动，以巩固健康基础；对于正处于康复训练阶段的用户，平台则会贴心提示每日进行低强度的康复运动，以促进身体机能的逐步恢复。在运动时间的规划上，智能健康平台会细致考量用户的体能状况与具体目标，从而给出适宜的建议。对于体能薄弱或初涉体育锻炼的用户，平台往往会建议每次运动时间控制在30分钟左右，以确保运动过程既不过于吃力，又能达到一定的锻炼效果；对于已拥有一定运动基础的用户，平台则推荐将运动时长延长至45—60分钟，以进一步挑战自我，提升运动成效；对于追求高强度训练、渴望实现更大突破的用户，平台会设定60—90分钟的运动时长，确保他们通过每次锻炼充分展现运动潜能。这样的时间分配策略，旨在让每位用户都能在适合自己的运动节奏下，最大化发挥运动效能，收获更加显著的健康成果。

3.2.1.4 执行与动态调整

智能设备与应用程序相结合，能够实现对用户运动数据（包括运动轨迹、速度、力量等关键指标）的无缝监控。依托人工智能算法，智能健康平台能够对这些数据进行深度剖析，并即时向用户反馈分析结果与指导建议。以致力瘦腿的用户为例，智能健康平台不仅会精细调控运动强度，还会通过对运动轨迹与姿势的精准分析，智能识别并纠正用户的动作细节，确保每一次训练都遵循科学原则，同时保障用户的运动安全。

在实际运用中，智能设备与应用程序凭借强大的实时反馈功能，为用户的训练提供有力的支持。用户只需要轻轻一点，便可通过这些高科技工具实时掌握自己的运动状态与身体反应。当智能健康平台检测到用户可能存在运动过量或姿势不当的情况时，会立即发出警示信号，引导用户及时调整训练动作或适当降低运动强度。这种即时、准确的反馈与指导，极大地增强了用户在训练过程中的安全感与自信心，让他们能够更加放心、更加投入地享受运动的乐趣，实现健康促进的目标。针对追求瘦腿成效的用户，智能健康平台将全方位、持续地追踪其腿部力量表现、运动频率及肌肉紧张程度等关键数据，并依托人工智能算法，深入分析这些数据，即时向用户推送个性化的调整建议。一旦发现用户的腿部肌肉呈现过度紧张状态或训练强度超出适宜范围，平台便会智能推荐降低运动强度、增加休息时间或调整训练方法等措施。这种高度个性化的动态调整策略，能够确保用户在专业、科学的指导下，安全、高效地推进瘦腿计划，逐步实现健康美腿的目标。

运动处方的动态调整机制，是维系用户始终处于良好状态的核心要素。智能健康平台依托持续的数据监测与深度分析，能够精准捕捉用户的实时表现与反馈，从而灵活调整运动内容与强度。一旦发现用户的训练强度逼近过度疲劳的临界点，平台会立即介入，并建议适度降低强度或安排必要的休息，以守护用户的健康与安全。相反，当用户身体逐渐适应当前训练强度时，平台则会智能提升难度，提出更具挑战性的训练任务，以激发用户的潜能，推动其运动能力的持续进步。这一动态调整机制，确保用户的训练计划始终紧密契合其身体状态与训练目标，从而实现训练效果的最大化。

在长期的训练中，智能设备与应用程序凭借不间断的监测与即时反馈机制，高效助力用户改进其运动方案。智能健康平台会定期整合用户的训练数据，并生成详尽的成果报告。用户则可以依托这些报告，清晰洞察自身成长的轨迹，进而灵活调整训练愿景与策略布局。智能健康平台还能通过运用大数据分析，为用户量身订制科学的优化指南，如微调训练强度、引入前沿的训练科目或转换训练模式等。这一过程根植于精准的数据分析，确保用户在持续的锻炼中，提升技能，增强体魄，享受数据驱动下的个性化成长与健康飞跃。

3.2.2 社区健康促进活动

3.2.2.1 健康数据的社区整合

智能健康平台结合物联网设备与健康监测工具，能够实时汇聚社区居民的多元健康数据，包括生理指标、运动轨迹及生活习惯等。这些数据经由综合解析，能为社区管理者绘制一幅详尽的健康全景图。大数据技术在其中扮演关键的角色，负责深度剖析海量数据，精准捕捉社区面临的主要健康挑战与潜在风险。以运动数据为例，智能健康平台能够洞悉居民的运动参与度与潜在短板，为社区量身订制健康促进策略提供有力支持。这些策略力求个性化与精准化，确保健康计划直击要害。例如，面对慢性病高发难题，社区积极响应，举办健康讲座、提供医疗咨询与筛查服务，旨在增强居民的健康警觉性与自我防护能力。面对运动不足的普遍现象，社区则策划了丰富多彩的体育活动，如晨跑、瑜伽、太极拳等，鼓励居民踊跃参与，从而促进居民体质的提升，增强社区的凝聚力与居民的归属感。

依托智能健康平台，社区能精准地满足居民的运动需求，规划体育设施的布局。一旦发现社区内多数居民对健身设施有着迫切需求，便可在适当地段构建健身中心，或增设户外健身器械，以此促进居民更积极地投身于运动之中，从而提升全社区的运动参与热情与整体健康水平。此外，智能健康平台的持续性监测与细致分析功能，还能迅速捕捉到潜在的健康风险因素，为实施早期干预措施、守护居民健康提供有力支持。当平台检测到某些居民的健康指标异常时，可以通过社区健康服务平台，及时通知居民进行健康检查或调整生活方式。这种数据驱动的健康管理模式，能够增强健康服务的精准度、有效性，以及居民的健康意识和参与感。

智能健康平台凭借长期的数据支撑与评估机制，为社区健康管理注入强大动力。该平台持续汇聚并分析数据，精准追踪并评估社区推行的健康促进举措成效。比如，依托该平台的健康数据，社区能直观洞悉一些措施对居民健康的实际贡献，明确哪些策略成效显著，哪些需要调整优化。这种评估与精进过程，促使社区健康管理持续优化，进而提升居民的整体健康水平。此外，社区还能依据该平台对居民健康需求与运动喜好的分析，精心设计并举办丰富多彩的体育活动，如儿童运动启蒙班、老年人健身养生班、女性专属瑜伽班等，全方位满足居民的多元化需求。这些活动能够激发居民的运动热情，促进居民间的交流互动，从而增强社区凝聚力，构筑一个充满活力与健康的生活氛围。

3.2.2.2 社区健康活动的组织与实施

社区健康活动的组织依赖对社区居民健康数据的全面分析。通过物联网设备和健康监测工具，智能健康平台可以实时收集居民的生理指标、运动习惯和健康需求等数据。大数据分析技术能够对这些数据进行深入处理，识别出社区内的主要健康问题和需求。基于对数据的深入分析，社区健康管理团队能够量身打造科学且极具针对性的健康促进方案，精准满足不同群体的特定健康需求。比如，针对老年人群体，社区健康管理团队可精心策划一系列低强度但对心血管健康大有裨益的活动，如广场舞、太极拳等。这些活动贴合老年人的体能特点，能有效促进心血管系统的健康，提升生活质量。针对年轻人群体，社区健康管理团队则可推出高强度、富有挑战性的体育活动，如篮球、足球比赛等，以激发年轻人的参与热情，提升他们的体能素质以及健康水平。针对儿童群体，社区健康管理团队应安排轮滑、跳绳等充满趣味性的运动项目，以培养孩子对运动的兴趣，引导他们从小养成良好的运动习惯，为未来的健康成长奠定坚实基础。

智能健康平台凭借其高效的信息流通与组织架构，激发了社区居民参与健康活动的热情。社区健康管理团队借助该平台，能够迅速将活动资讯精准送达每个居民手中，而居民仅需通过移动应用即可便捷地浏览、深入了解活动细节。智能健康平台内置的通知与提醒功能，能

第3章 体育健康促进的新方式

有效激发居民的参与意愿,且在活动前夕通过温馨提醒与健康指导功能,助力居民做好充分准备。智能健康平台的数据监测与分析能力,为社区健康管理团队提供了有力的决策支持。依托居民的反馈数据,如参与率、满意度等,社区健康管理团队能够精准识别哪些活动深受欢迎,哪些活动尚需优化。基于这些数据,社区健康管理团队可灵活调整活动内容与形式,以进一步满足居民的健康需求。社区健康活动不仅能促进邻里间互动、增强社区凝聚力,还通过诸如篮球竞赛、健步走等集体活动,让居民在相互激励与支持中凝聚成团,共同构建并增强居民的归属感。智能健康平台还以其个性化健康指导功能,为居民的健康生活提供了强有力的支持。例如,针对广场舞,智能健康平台通过详尽的动作示范与音乐节奏建议,助力居民精准把握每一个舞蹈动作细节,享受运动的乐趣;智能健康平台能适时提供丰富的健康知识与实用资料,有效增强居民的健康意识与自我管理能力,为他们的健康生活保驾护航。

3.2.2.3 活动效果评估与优化

智能健康平台深度融合了物联网设备与健康监测工具,实现了对居民健康数据的实时、全面采集,精准捕捉他们在运动过程中的身体表现与即时反应。这一实时监测不仅确保了运动的科学性与安全性,还为后续评估活动成效提供了数据支撑。运动结束后,平台将自动生成一份涵盖健康数据分析、活动表现评估等多方面内容的效果报告。这份报告为社区健康管理团队深刻了解运动对居民健康的实际影响、精准评估居民的健康促进效果,以及据此对未来的活动规划进行有针对性的优化与调整提供了支撑。

效果报告为社区健康管理团队提供了科学评估的坚实依据,同时为居民量身打造了个性化的健康指导与反馈。智能健康平台依据居民的健康数据与实际表现,精心订制具体的改进策略与训练计划,旨在助力他们在日常生活中持续提升健康水平。这种高度个性化的反馈方式,能够使居民更直观地认识到自己的健康状况,从而增强他们的健康管理自意识与积极性，主动追求更加健康的生活方式。

　　基于活动效果的深入评估，社区健康管理团队能够依据评估结果，对未来健康促进活动进行精准优化。智能健康平台持续进行的数据监测与细致分析，能够帮助社区健康管理团队洞察最受居民欢迎且成效显著的活动类型，从而为该团队调整活动内容、形式及强度提供有力支撑，确保活动更加贴近居民的运动偏好。面对效果报告中揭示的参与度不高或健康效果欠佳的活动，社区健康管理团队需要展现出高度的灵活性与责任感，积极审视并改进活动的组织方式，力求通过增加趣味性元素、调整活动强度等策略，增强活动的吸引力，提升居民的参与度，从而达到良好效果。

3.2.3　学校体育活动与健康教育的融合

3.2.3.1　学生健康数据的采集与管理

　　智能健康平台和可穿戴设备在学生健康数据的采集中发挥了关键作用。

　　借助智能手环与智能手表等设备，学校能够实现对学生运动量与营养摄入情况的实时追踪。若将这些设备与学校食堂的数据系统进行对接，则能构建起对学生饮食与营养状况的全方位洞察。此外，这些智能设备还具备监测学生睡眠质量的功能，包括睡眠时长与深度等关键指标，为学校掌握学生的休息状况提供了科学依据。通过智能健康平台的高效运作，学校能够轻松整合并分析从各渠道采集的丰富数据，进而生成涵盖学生身体活动、营养摄入及睡眠质量等多方面内容的健康报告。该报告为学校制订具有针对性的健康干预措施提供了有力支持。

　　基于数据分析成果，学校能够量身打造一套既科学又个性化的健康管理策略。针对运动量匮乏的学生群体，学校将精心设计一系列特色体育活动，如推行晨跑活动、优化课间操等，以提升学生的体质，助力其形成良好的运动习惯。针对饮食不均衡的问题，学校将积极调整食堂的菜单，力求为学生提供全面、均衡的营养膳食。在睡眠管理领域，智能健康平台提供的监测数据为学校提供了有力支持。学校将依据这些数据，科学规划学生的作息时间，确保他们能够获得充足的休息；灵活调整上课与作业时间，以减轻学习压力对学生睡眠质量的潜在影响；开设心理辅导与压力管理课程，帮助学生有效应对学业压力，从而进一步提升睡眠质量与整体健康水平。

依托持续不断的数据采集与深入剖析，学校能够即时把握学生的健康动态，并精准评估健康管理方案的实际成效。智能健康平台根据数据的实时波动，即时提供反馈与调整策略。例如，一旦监测到某些学生的运动量未达标准，平台会智能推荐增加运动频次或调整运动强度的个性化方案；当监测到学生睡眠质量出现积极变化时，平台则会继续给出优化建议，助力学生巩固这一良好的睡眠习惯。这种灵活应变的健康管理机制，确保了健康管理方案的科学性、时效性与有效性。

智能健康平台极大地增进了学校、学生与家长之间的无缝沟通与紧密合作。该平台不仅能让学校迅速、准确地向家长传递健康报告与管理建议，加深家长对孩子健康状况及改进方向的认识，还为家长有效配合学校实施健康管理措施提供了必要的支持与引导。这种基于平台的互动与合作模式，有力推动了学生健康水平的提升，进一步巩固了家校合作的基石，共同为学生的全面发展贡献力量。

3.2.3.2 体育活动的个性化指导

制订个性化体育活动指导方案的前提与基础是精准的健康数据采集。智能健康平台以其强大的功能，为学校实时监测学生身体状况提供了可能。通过这一平台，学校能够高效收集并分析每个学生的身体数据，为教师提供一幅全面、细致的学生身体素质与运动状况的图景。在此基础上，教师能够更加精准地识别每个学生的健康挑战与特定运动需求。比如，部分学生可能需要重点加强心肺功能的锻炼，以增强其体能耐力；另一部分学生则可能更需要关注柔韧性或力量的增强，以提升其运动技能。基于这些深入的数据洞察，教师能够为学生量身订制既符合其个人特点又满足其发展需求的运动计划。这样的个性化指导，确保每个学生都能在适合自己的运动项目中获得充分锻炼与成长。

个性化体育活动计划的精髓在于其深度契合了每个学生的独特情况，从运动内容与运动强度两方面进行量身订制。在这一过程中，教师依托智能健康平台，实时获取学生的运动数据，并以此为基石，结合学生的身体状况及健康目标，精心制订个性化的训练方案。该训练方案具备高度的灵活性与动态性，能够根据学生的实时数据反馈进行即时调整，确保学生的运动节奏与强度始终保持在最佳状态。

在体育课的实际开展过程中，个性化的指导策略对提升教学效果、激发学生的运动兴趣具有显著作用。鉴于学生间身体素质与运动能力的差异性，传统的"一刀切"训练方案往往难以契合每个学生的独特需求。而个性化指导能够让学生在与自己相匹配的运动领域体验成功的滋味，从而大大增强他们的自信心与成就感。以体能稍弱的学生为例，在个性化训练计划下，其运动能力得到显著提升。这一转变改善了其健康状况，激发了其对体育活动的热爱。个性化指导的推行使学生愈发主动地投身于体育运动中，逐渐养成积极健康的运动习惯，为终身体育奠定了坚实基础。

依托智能健康平台，体育教师能依据学生的健康数据，为学生制订个性化的运动方案与指导策略，全面促进学生的成长与发展。例如，针对需要增强体能与力量的学生，体育教师可以借助该平台设计有氧运动与力量训练计划，同时引入柔韧性与协调性训练，有效提升学生的身体操控能力。该平台还鼓励团队运动与竞技类活动的融入，旨在培养学生的团队协作精神与竞争意识。这种既具针对性又充满多样性的体育活动规划，既能提升学生的身体素质，还能对他们的心理健康与社会适应能力产生积极影响，从而推动学生身心健康的全面发展。

3.2.3.3 健康教育的系统化实施

借助智能健康平台的数据分析能力，学校能够为每个学生量身打造健康教育规划，推动健康教育的系统化、精准化实施。该平台持续追踪学生的健康状态，包括饮食、运动及心理健康等多维度数据，为学校精准识别学生的健康挑战与需求提供了有力支持。例如，当数据分析揭示学生存在营养不均衡问题时，健康教育便聚焦传授正确的营养搭配知识，强调健康饮食的重要性。运动教育旨在传授科学的锻炼方法，激发学生的运动兴趣；心理健康教育则致力帮助学生识别压力、学会管理情绪，并培养学生积极向上的心理状态与和谐的社交关系。这些教育紧密贴合学生的实际需求与健康数据反馈，确保了健康教育的针对性与实效性，为学生的全面健康发展奠定了坚实基础。

为加深学生对健康知识的理解，学校可借助现代科技手段，如虚拟现实与增强现实，打造互动式教育新体验。虚拟现实技术能够直观展示健康知识，虚拟营养课堂与运动模拟训练的场景，极大地激发学生的学习兴趣与积极性。而增强现实技术能在课堂上即时呈现人体解剖结构、营养成分等健康互动内容，增强学习过程的趣味性，助力学生深刻领悟健康知识的精髓。

健康教育的推行不应拘泥于传统课堂框架内，而应渗透至日常体育活动与实践的方方面面。学校应积极策划并举办健康讲座、运动竞赛、健康挑战赛等多姿多彩的健康促进活动，以激发学生的参与热情。这些活动为学生搭建了将课堂所学健康知识转化为实际行动的桥梁。例如，在日常饮食中践行从健康讲座中汲取的相关知识，在运动赛场上运用科学的运动技巧。这种知行合一的教学模式巩固了学生的知识基础，促使他们逐步养成良好的健康习惯。

学校可依托智能健康平台，实现对健康教育成效的持续追踪与精准评估。该平台通过持续监测学生的健康数据，提供教育课程与活动实际效果的直观反馈，并敏锐洞察改进空间。对运动数据的深度分析有助于量化评估体育活动对学生体能增长的贡献；对饮食数据的实时监测，则能直观展现营养教育对学生饮食习惯塑造的成效。这一系列的评估机制，激励学校不断更新健康教育的内容设计与教学策略，确保教育过程既科学又高效。

有效的健康教育有利于培养和增强学生的自我管理与自律能力，以及自我效能感。这一过程促使学生形成积极向上的生活态度，以及和谐社交关系的构建，极大地提升他们的心理健康水平与社会适应能力。为此，学校应不遗余力地采用现代科技与教育创新，系统性地推动健康教育的深入实施，为学生的全面发展与终身健康铺设坚实的基石。

3.2.4 职场健康管理项目

3.2.4.1 员工健康数据的采集与分析

智能健康平台通过各种可穿戴设备，如智能手环、智能手表等，实时采集员工的健康数据。这些数据不仅包括基本的生理指标，如心率、血压和睡眠质量，还包括员工的日常活动水平、饮食习惯和心理健康状况。通过持续的数据监测，企业可以全面了解员工的健康状态，从而识别出影响员工健康的主要问题。智能健康平台利用大数据分析和人工智能算法，对采集到的数据进行深度分析，企业则能借此精准识别出影响员工健康的主要风险因素。以久坐为例，这是办公室环境中一项普遍存在的健康挑战，久坐易诱发肥胖与心血管疾病，还易导致腰背痛等问题。企业可借助智能健康平台，密切监测员工的久坐行为，并锁定那些需要特别关怀的员工，以实施有针对性的健康管理措施。工作压力作为另一大健康隐患，也不容忽视。企业可依托智能健康平台，对员工的心率及睡眠质量进行持续跟踪，这两项指标是评估员工压力水平的重要参考。一般而言，高压力状态下，员工的心率会趋于上升，睡眠质量则明显下降。通过细致观察这些健康指标的变化趋势，企业能够迅速捕捉到员工的压力信号，并适时介入，提供必要的支持与帮助，从而有效缓解员工的压力，促进其身心健康。

智能健康平台成为企业洞察员工日常运动量的新窗口，它能精准识别出运动不足的员工群体，为企业制订个性化运动干预策略提供有力的数据支撑。依据智能健康平台对数据的深度分析，企业能够全面把握员工的活动模式与运动习惯，为制订科学、有效的健康促进方案奠定科学基础。为了激励员工加大身体活动量，企业应积极策划并举办多样化的运动活动，营造积极向上的健康氛围。企业还应依据数据分析结果，为每个员工量身打造专属健康计划，确保健康管理措施的高度个性化与有效性。持续的数据收集与分析工作，能够使企业实时掌握健康管理的实施效果，并据此灵活调整策略。一旦发现员工的健康状况未达到预期效果，企业便要迅速响应，或是优化健康计划内容，或是调整干预强度，确保健康管理措施贴合员工的实际需求变化。这一动态管理机制，保障了健康管理的科学性与实效性，为员工实现长期的健康改善目标提供了强有力的支持与保障。

3.2.4.2 职场健康活动的设计与实施

基于对健康数据的分析结果，企业可以设计多种职场健康活动，以满足员工的多样化需求。智能健康平台通过实时采集和分析员工的健康数据，能帮助企业识别出影响员工健康的主要问题。据此企业可以有针对性地设计健康活动，解决员工的健康问题。

办公室健身旨在有效应对长时间坐姿办公给员工健康带来的多重挑战，如腰背部不适、体重及心血管疾病风险增加。企业应在办公区域规划健身专区，并配备基础健身设备，鼓励员工充分利用工作间隙，加强身体锻炼。智能健康平台则扮演个性化健身教练的角色，为员工量身订制运动计划，科学指导运动时间与强度，让锻炼更加高效、安全。企业应定期举办健身活动，这既是身体的锻炼，更是心灵的放松，能有效减轻工作压力，提升身体状态与工作效率。企业还应携手健康专家，通过远程授课与现场讲座相结合的方式，为员工提供全方位的健康教育服务，内容涵盖营养膳食、科学运动及心理健康等多个维度，以全面提升员工的健康素养与自我管理能力。

工作压力对员工的心理与身体健康构成潜在威胁。为此，企业应积极引入智能健康平台，为员工量身订制心理辅导与压力管理课程，帮助员工有效识别并应对压力挑战。心理辅导课程采取一对一模式，为需要关怀的员工提供专业的心理支持与指导；压力管理课程则依托集体培训的形式，广泛传授放松心情、时间管理等实用减压技巧，帮助员工实现身心平衡。员工则能通过移动应用程序，轻松浏览并报名参加各类健康活动，同时即时反馈个人体验与感受。智能健康平台则负责全面记录员工的参与情况与反馈意见，为企业评估活动成效提供有力的数据支持。这一系列措施不仅能改善员工的心理状态，提升他们的工作满意度，还能增强员工对企业文化的认同感，进一步增强企业的凝聚力。

3.2.4.3 健康管理效果的评估与改进

在健康管理项目的实施过程中，智能健康平台凭借其强大的数据收集能力，实时捕捉并整合员工的多元化健康数据，包括生理指标、日常活动量以及心理健康状态等。这一持续的数据追踪机制，确保企业能够动态掌握员工的健康状况变化轨迹，为项目效果的精准评估奠定坚实的数据基础。借助智能健康平台生成的健康报告，企业既可以直观审视健康管理项目的实施成果，还可以深入剖析项目中的亮点与待改进之处。

要评估健康管理项目的成效，确立一系列清晰、可量化的评估指标至关重要，这些指标应覆盖员工的身体健康状况、心理状态以及工作效率等多个维度。通过细致对比项目实施前后的数据变动，企业能够直观地了解项目的实际效果，从而为后续的改进与优化提供有力依据。智能健康平台依托大数据与人工智能算法的强大力量，对海量健康数据进行深度挖掘与分析，从而精准识别项目执行过程中存在的问题与短板。例如，若分析结果显示员工健康状况未达预期改善效果，平台则会揭示出运动量不足或饮食结构不合理等潜在原因。基于这些数据分析结果，企业能够更有针对性地提出改进措施，如调整运动计划、优化膳食结构等，以确保健康管理手段的科学性与有效性。

在充分考量评估结果的基础上，企业应积极采纳员工的反馈与数据分析结果的建议，持续对健康管理策略进行动态调整与优化。针对运动量不足的员工群体，企业可适时增加运动干预的频次与强度，以激发其运动热情并促进体质提升；针对承受高压的员工，企业可为其提供更为丰富的心理辅导资源与放松训练机会，助其有效管理压力，维护心理健康。智能健康平台在此过程中发挥了重要作用，它及时向员工传达健康管理手段的更新信息与改进措施，同时员工能通过该平台自由表达对健康项目的看法与建议，这种双向互动与沟通极大地提升了员工的满意度，增强了他们的健康意识与自我管理能力。

在评估与改进健康管理项目的过程中，除要聚焦项目内容的优化外，还要深入探索并优化其管理模式与方法。企业可充分利用智能健康平台这一强大工具，广泛试验并评估多种健康管理方式的实际效果，以筛选出最能满足员工个性化需求的管理模式。通过细致对比不同运动干预方案、饮食调整策略及心理辅导手段的具体成效，企业能够灵活调整和优化健康管理的综合策略，为员工提供更加全面、精准的个性化服务。智能健康平台内置的反馈机制能让企业够迅速捕捉到员工对不同管理模式的真实感受与满意度，进而为持续优化管理方法与手段提供有力的数据支撑。这一系统性的改进流程，促进了健康管理项目的精细化调整，确保了健康管理项目能够满足员工的实际需求，从而实现健康促进效果的最大化。

3.3　智能化技术强化个人健康和运动效果

个人健康管理系统的建立需要智慧医疗的支持。通过可穿戴设备等对个人健康进行全面、及时、准确的监测，可极大提高个人健康水平。智慧医疗通过整合先进的科技手段，为个人健康管理提供了强有力的支持。可穿戴设备可以实时监测心率、血压、血糖、睡眠质量等关键健康指标，用户可以随时了解自己的身体状况。这些数据不仅有助于个人对自身健康状况的了解，还可以上传至云端医疗平台，供医生进行远程分析和诊断。医生可依据这些数据，迅速捕捉潜在的健康隐患，并据此提供及时的干预措施与个性化的治疗建议。这一流程显著提升了医疗服务的效率与精准度，有效降低了由诊疗延误引发的严重健康风险，为患者带来了更加安全、高效的医疗体验。

健康管理是一项针对多元化健康需求的全方位服务，它深入个体及群体的健康状态，全面检测、细致分析、科学评估并精准预测各类健康风险因素。在此基础上，为个人及群体量身订制专业的健康咨询与指导方案，规划切实可行的健康行动计划，并协调个人、组织及社会各界的共同努力，形成强大的健康促进合力。目标在于通过系统性的干预与管理，有效调控各类健康风险因素，激发个人与群体的主观能动性，促使健康维护从被动应对向主动预防的积极转变。这一转变旨在减少疾病的发生率，降低医疗支出成本，高效整合有限资源，以达成最优化的健康成效。随着信息化时代的推进与人民生活品质的持续提升，健康管理拥有了更加坚实的发展基石。同时，医疗服务体系的不断完善以及社会各界对健康问题的日益关注，共同为这一新兴健康维护产业的蓬勃发展注入了强劲动力。面对人口老龄化加剧、慢性病发病率增高和医疗费用高涨等亟待解决的社会问题，世界各国更加重视健康管理产业。

放眼全球，各国在健康管理模式上的探索各具特色且成效显著。比如，德国构建了以家庭医生为枢纽的健康管理体系，该体系紧密围绕个人及家庭展开，涵盖疾病预防、健康咨询、慢性病管理等多元服务。这一模式尤为注重个性化服务体验与长期健康监测，旨在确保居民能够持续获得专业的健康指导与医疗援助，从而享受更加全面、细致的健康管理服务。又如，日本在健康管理领域聚焦老年人群体的健康维护，依托社区医疗机构与家庭医生的紧密合作，精心设计了符合老年人特性的健康管理方案。该方案涵盖定期体检、慢性病综合管理以及健康教育等全方位服务，旨在助力老年人保持身心健康与良好的生活质量。再如，芬兰的健康管理模式则以信息化与数字化为核心驱动力，通过广泛收集与分析健康数据，为居民建立个性化的健康档案，进而提供订制化的健康管理服务。这种模式的成功实施，得益于政府与私人机构的协同努力，它们共同推动健康管理的普及与广泛应用。这些国家健康管理产业的蓬勃发展，充分证明了系统化健康管理对提升个人及群体健康水平、有效管控医疗费用以及缓解医疗资源紧张压力的重要作用。在信息化社会，健康管理通过先进的技术手段，能够实现对健康信息的全面掌握与利用，从而提供个性化、精准化的健康管理服务。

近年来，我国健康管理体系取得了长足进展，独具中国特色的健康管理模式日渐成型。得益于国家政策的强大支撑，我国正全力以赴持续优化健康管理策略，以进一步提升国民健康水平，降低慢性病患病率，促进全社会健康素养的整体跃升。政府对健康管理的深切关注，体现在具有推动力的政策与规划中。比如，《"健康中国2030"规划纲要》便明确提出，推动形成体医结合的疾病管理与健康服务模式，发挥全民科学健身在健康促进、慢性病预防和康复等方面的积极作用。我国已构建起一个覆盖广泛、领域多元的综合体系。其中，社区卫生服务中心作为基层健康管理的基石，通过创建个人健康档案、组织定期体检、开展健康教育等多种途径，为居民编织起一张全面的健康服务网。智慧医疗和"互联网+"健康管理的迅速发展，是中国健康管理的一大亮点。通过互联网技术、物联网和大数据分析，智慧医疗实现了远程诊疗、在线健康咨询、健康数据实时监测等功能。可穿戴设备和智能健康平台的普及，使得个人能够随时随地监测自己的健康状况，获取个性化的健康建议。移动应用程序，如"健康中国"APP和各大医院的在线平台，为公众提供了便捷的健康管理工具，极大地提高了健康管理的效率，扩大了健康管理的覆盖面。

3.3.1　智能化时代，人们更需要加强体育锻炼

随着智能化时代的到来，人们的生活方式经历着深刻变革，在此背景下，加强体育锻炼的重要性越发凸显。现代生活节奏快，加之体力活动大幅减少，导致一些人的运动量不足，进而诱发肥胖、心血管疾病等风险。智能设备的广泛普及，需要人们更有意识地规划运动时间，以弥补活动量的不足。借助智能健康平台，无论是企业还是个人，都能更高效地监控并调整运动计划。该平台能根据用户的生活习惯及健康数据，量身打造适合的运动类型与强度建议，助力人们维持必要的身体活动量，从而促进健康。智能化浪潮下，体育锻炼的方式越发多样化、个性化。智能健身设备及应用程序，涵盖从高强度间歇训练到轻松瑜伽等多种模式，精准满足不同人群的需求。此外，虚拟现实与增强现实技术的融入，增强了锻炼过程的乐趣性、互动性，能有效激发人们的运动兴趣。智能设备可以实时监测用户的运动状态，提供即时反馈和指导，帮助用户优化运动效果，避免运动损伤。

3.3.1.1　活动量的减少，使人们更需要体育运动

在智能化时代，科技的发展带来了前所未有的便利和舒适。自动化设备和智能家居的普及，极大地减轻了人们的劳动量。汽车和电动自行车的普及，减少了人们对骑自行车或步行的需求；智能手机和各种娱乐设备的广泛应用，导致户外活动和面对面的社交逐渐减少。尽管这些变化提高了生活质量，但也导致了一个不可忽视的问题：人们的日常活动量显著减少。这种趋势使得加强体育锻炼尤为必要。

缺乏足够的活动量，直接影响人们的身体健康。运动不足容易导致肥胖问题。体力活动减少，能量消耗下降，加之现代饮食中高热量、高脂肪食物的增多，使肥胖成为一大健康问题。肥胖不仅影响外观，更重要的是，它是多种慢性疾病（如心血管疾病、糖尿病和某些癌症）的诱因。

久坐的生活方式也对心血管系统构成重大风险。研究表明，缺乏运动会降低血液循环效率，从而提高心血管疾病的发生概率。随着智能设备的普及，人们往往长时间沉浸于电脑、手机或电视中，这种久坐不动的状态对血液循环和心脏健康均不利，长此以往，可能诱发高血压、冠心病等心血管疾病。此外，久坐的生活方式亦对肌肉与骨骼系统构成不利影响。长时间缺乏运动会导致肌肉力量与耐力衰退，骨密度降低，进而增加骨质疏松与肌肉萎缩的风险。对于老年人群体及长期伏案工作的上班族而言，体力活动不足还可能诱发腰背痛、关节疾病等问题，严重影响生活质量，甚至可能引发更为严峻的健康挑战。智能化时代的便利，使得人们的生活方式趋向静态，缺乏足够的活动量，这是一个必须引起高度重视的问题。由此，体育运动的重要性、紧迫性更加凸显。定期参与体育运动可以有效弥补日常生活中体力活动的不足，帮助人们维持健康的体重，增强心肺功能，提高肌肉力量和骨密度，减少慢性疾病的发生风险。

通过定期投身于体育运动中，人们能够显著提升能量消耗，有效管理体重，从而预防肥胖及其连锁健康问题。对于心血管系统而言，体育运动堪称一剂良药，能优化系统功能，促进血液循环，显著降低罹患高血压与心脏病的风险。体育运动也能增强肌肉力量，保持关节的灵活性与韧性，有效防御骨质疏松与肌肉萎缩。对于老年人而言，适度的体育运动是提升晚年生活品质的关键。体育运动还对心理健康具有积极影响。对于生活在快节奏、高压力的生活中的年轻人而言，经常参加体育运动有利于缓解他们的焦虑情绪，减轻心理压力。

3.3.1.2 生活节奏快，压力大，更需要体育运动

随着移动互联网、智能设备的普及，工作邮件、即时消息、视频会议等各种信息无时无刻不在打扰着人们的生活节奏。长期在高压环境中工作，容易导致心理疲劳和职业倦怠，进而影响身心健康。同时，海量信息的涌入导致人们不得不投入更多时间和精力去分辨对自己有用的信

息。面对繁重的工作任务，加上不断更新的知识和技能要求，职场人士需要不断提升自我以应对职场竞争，这些容易导致他们处在一种紧张和焦虑的状态中。而体育运动是缓解压力、放松身心的重要途径。体育运动不仅能增强体质、促进身体健康，还能调节心理和情绪。通过参与适量的体育运动，人们能够有效地释放内心压力，调节情绪波动，从而达到改善心理健康状态的积极效果。

体育运动不仅会促使人体内释放内啡肽，来调节紧张和焦虑的情绪，还能有效降低体内的皮质醇水平，皮质醇是一种与应对压力密切相关的激素。减少皮质醇的含量，能够帮助人们降低对压力的敏感度，从而增强应对压力的能力。在快节奏的生活中，体育运动成为人们减轻压力的一种有效途径。在运动时，若将注意力集中在每一个动作与呼吸的协调上，便能给予大脑宝贵的休息时间，有效减轻日常的思维负荷。不论是清晨的慢跑、静心的瑜伽练习，还是活力四射的篮球对决、水中畅游，这些多样化的体育活动都能帮助人们放松心情。在高压的生活环境中，人们或许会遭遇价值认同与控制力的迷失，但持之以恒的体育锻炼会增强人们的自信心与自我效能感。

随着社交媒体的发展，人们的社交重心逐渐转至线上，面对面的交流减少，这无形中加剧了社交的孤立感与孤独感。但在体育运动中尤其是团体运动，成员之间不管是交流战术还是沟通其他事项，都能促进彼此的互动与交流，从而增强归属感与社会支持感。

3.3.2 智能化技术促进个人健康管理

每个人都应承担起守护自身健康的责任，其中智能化技术扮演着得力助手的角色。智能健康平台通过细致入微地监测和管理个人的日常活动、饮食、睡眠等关键环节，极大地简化了个人健康监控流程。借助智能手表、智能手环等可穿戴设备，用户能够轻松掌握自己的运动量、心率等健康指标。而且，这些设备能与智能健康平台无缝对接，实现数据的即时传输。基于这些详尽的数据，智能健康平台能够精准剖析用户的健康状况，敏锐捕捉潜在的健康隐患，并据此提供个性化的健康建议和干预策略。如此一来，用户便能更加科学、有效地管理自身健康。

智能化健康管理聚焦为每位用户量身打造并灵活调整健康计划。鉴于每个人的健康基础与生活习惯的差异，传统的"一刀切"式健康建议往往难以满足个体的独特需求。而智能健康平台依托对用户健康数据的深度剖析，能够为其精心订制专属的健康计划，涵盖运动项目的选择、运动强度的把控、饮食方案的规划及生活方式的优化等多个维度。通过不间断的健康数据追踪，智能健康平台能够智能地调整健康计划，确保每位用户达到最佳健康状态。这种灵活应变的健康管理模式增强了健康管理的科学性与实效性，赋予了用户更强的健康主导权，激励他们主动投身于健康管理之中，逐步提升自我照护与管理的能力。

智能化技术的触角已延伸至健康教育与体育运动学习领域，为用户开启了多元化、全方位的知识与技能获取渠道。借助视频教程、互动课程等丰富多彩的内容形态，智能健康平台精心构建了一座健康与运动的知识宝库，确保用户轻松获取全面的健康信息与运动技巧，不仅包括正确的运动方法与技巧，还包括深入探究不同运动方式对身体的独特益处，以及如何通过均衡饮食与培养良好生活习惯实现健康目标。这些丰富、实用的教育资源，有利于提升用户的健康素养，促使他们在日常生活中做出更加明智、健康的选择，引导他们形成良好的健康习惯。

3.3.3 智能化技术及时反馈运动效果

可穿戴设备及智能健身器材，实现了对用户运动数据的即时捕捉与深度分析，涵盖运动时长、运动强度及能量消耗等关键指标。这些数据经过智能健康平台的深度分析后，迅速转化为对用户具有即时价值的反馈与指导，确保运动过程既高效又安全。在运动过程中，智能设备化身用户的贴身教练，时刻监测并分析用户的运动数据，一旦发现运动姿势偏离正轨，便立即发出温馨提醒，协助用户及时调整，有效预防运动伤害并促进运动效果的优化。当运动告一段落，智能设备便生成一份能全面展示并深入剖析用户的运动表现与健康进步的报告。如此基于数据的精准反馈机制，极大地丰富了用户的运动体验，使其更加个性化与高效。

  智能设备凭借其卓越的能力，能够依据用户的实时进步状况，动态调整运动计划与目标，确保用户都能获得个性化的训练体验和良好的训练效果。这种高度个性化的训练策略，增强了运动过程的科学性，从而激发用户的参与热情，提高用户的满意度，让他们在运动中尽享乐趣与增强成就感。智能设备提供的即时、直观的反馈，结合正向的激励措施，能够不断增强用户的满足感与成就感，促使他们更加坚定地投身运动，享受运动带来的快乐与益处，最终促进健康与自我超越。

  智能化技术在健康管理领域发挥着日益重要的作用，特别是在群体健康监控方面展现出了非凡的应用潜力。智能健康平台凭借其强大的数据整合与分析能力，成为企业、社区及学校等洞察群体健康状况与运动行为模式的得力助手。这种基于大数据驱动的健康管理模式提升了健康管理的效率与精准度，激发了人们对健康议题的关注与参与运动的热情，为科学制订及实施健康促进计划奠定了坚实基础。

第4章 智能化转型中体医融合的实践

随着智能化技术的发展，体医融合的实践正在不断深化和拓展。智能化技术可为人们提供个性化、精确化的健康管理和医疗服务，推动体医融合向更高效、更全面的方向发展。通过智能化技术的赋能，体医融合不仅增强了健康管理的科学性和有效性，还促进了医疗服务的便捷化。本章详细探讨智能化转型中体医融合的实践。

4.1　运动与体重管理的智能化方案

在智能化转型中，体医融合的一个关键领域是运动与体重管理。人们可应用智能化技术，如大数据技术、人工智能技术和物联网技术，制订个性化、精确化的健康管理方案。本节探讨如何利用智能化设备和平台，实时监测和分析个人的运动数据和体重变化数据，从而制订并不断优化运动与体重管理的智能化方案。智能化方案能帮助用户有效管理体重，提高健康水平，预防相关疾病的发生。通过深入研究运动与体重管理的智能化方案，本节为健康促进与体医融合提供了实用的指导和新的路径。

4.1.1　体重管理计划与个性化数据分析

体重健康不仅关乎个人的身体健康，也影响社会的公共卫生和经济发展。超重是导致心血管疾病、糖尿病、高血压等的重要因素，对居民的生活质量和生命健康构成威胁。因此，控制体重已成为社会普遍关注的健康问题。《全民健康生活方式行动方案（2017—2025年）》提出要深入开展"三减三健"（减盐、减油、减糖、健康口腔、健康体重、健康骨骼）专项行动。具体来说，要确定重点人群，减盐、减油、减糖行动以餐饮从业人员、儿童青少年、家庭主厨为主，健康口腔行动以儿童青少年和老年人为主，健康体重行动以职业人群和儿童青少年为主，健康骨骼行动以中青年和老年人为主。传播核心信息，提高群众对少盐少油低糖饮食与健康关系认知，帮助群众掌握口腔健康知识与保健技能，倡导天天运动、维持能量平衡、保持健康体重的生活理念，增强群众对骨质疏松的警惕意识和自我管理能力。《"健康中国2030"规划纲要》则强调要加强健康教育，推进全民健康生活方式行动，强化家庭和高危个体健康生活方式指导及干预，开展健康体重、健康口腔、健康骨骼等专项行动。《国民营养计划（2017—2030年）》提出要宣传科学运动理念，培养运动健身习惯，加强个人体重管理，对成人超重、肥胖者进行饮食和运动干预。

体重反映的是体内蛋白质、矿物质、水分、脂肪与碳水化合物的总量。在水分恒定的情况下，体重可反映身体的营养水平，尤其是与蛋白质和脂肪有关的能量水平。体重由脂肪体重和去脂体重构成，是评价人体营养和健康状况的重要指标。保持健康体重的核心在于确保身体各项生理功能顺畅运作，并充分释放身体的潜在活力，使体内各成分维持一种微妙的平衡状态。无论是体重偏重或偏轻，还是体脂率过高或去脂体重不足，都是健康隐患。脂肪体重是皮下脂肪、内脏脂肪等全身脂肪组织的总重量。去脂体重是肌肉、骨骼、水分等非脂肪组织的总重量。这两者的和谐共存，是保持整体健康状态不可或缺的因素。当体脂率攀升至不健康水平时，会引发肥胖问题，进而增加患心血管疾病、糖尿病等的风险；反之，去脂体重的显著减少，可能是营养摄入不足或肌肉萎缩的信号，同样值得警惕。因此，为了维护健康的体重，科学合理的饮食结构与适度的身体锻炼，并维持这两者的平衡是必不可少的。体重管理不仅关注总体重的变化，还关注体重构成的质量和比例。

基于健康和生理功能的需要，男性的必需体脂率在3%—8%，女性的必需体脂率在12%—14%。健康的体脂率范围对男性而言是15%—20%，对女性而言则是25%—30%。成年男性的肌肉量通常占全身体重的30%—40%，而女性由于身体构造差异，肌肉比例相对较少。因此，即使两个人体重相同，但体内肌肉、骨骼以及脂肪的占比不同的话，他们的身材也会有较大差异。体重能直接反映能量摄入与消耗之间的关系。当能量摄入超越身体所需，多余的能量便转化为脂肪，促使体重增加；当能量摄入不足时，身体则不得不调动储备的脂肪作为能量源泉，从而促使体重减轻。守护健康体重，不仅是塑造理想身材的要素，更是维系身体健康不可或缺的要素。肌肉作为提升基础代谢率的强力引擎，能够加速能量的消耗，并肩负着抵御骨质疏松的重任。而体脂率的攀升，则可能成为心血管疾病、糖尿病及代谢综合征等健康挑战的温床。基于此，通过科学的饮食规划与适量的运动锻炼，精心调控体重与体脂率，成为促进全面健康不可或缺的途径。

在个体从幼年迈向成年的过程中，体重的增长主要源自脂肪细胞数量的增加。随着身体的不断发育，当这些细胞的数量达到自然饱和点时，增长便转向了另两个维度——体积与重量，成为体重变化的主导因素。进入成年后，骨骼系统大多已完成其既定使命，且肌肉与脂肪细胞的数量也基本定型，因此，体重趋于一个相对稳定的状态。在这一阶段，体重的波动更多地体现在肌肉与脂肪细胞体积及重量的细微调整上。对于肌肉而言，其增长不再依赖细胞数量的增加，而是通过细胞的增粗来实现，这一过程离不开力量训练的助力与持续体育锻炼的推动。这些活动能够促使肌肉纤维变得更加粗壮与坚韧，进而提升肌肉的总体质量，为身体注入更强的力量。脂肪细胞体积与重量的变化源于细胞内脂肪含量经历的增减历程。当热量摄入超出身体所需，脂肪细胞便会吸纳更多的脂肪储备，进而促使自身体积与重量的膨胀；反之，当减少热量摄入并同步增大能量消耗，脂肪细胞内的脂肪储备则会被逐步消耗，导致自身体积与重量相应缩减。在维护健康的过程中，肌肉与脂肪细胞之间的平衡扮演着至关重要的角色。提升肌肉质量，可以有效提升基础代谢率，加速体内能量的燃烧与消耗，同时为身体注入更强的体力，全面提升身体机能的运作效率。若脂肪细胞过度膨胀，则可能引发肥胖问题，进而引发心血管疾病、糖尿病等慢性疾病。精准管理体重的关键在于践行健康的生活方式。这要求人们既要合理控制饮食，确保营养的全面均衡，避免过度摄入高热量食物，又要结合适宜的体育锻炼，通过科学的力量训练与有氧运动，促进肌肉的健康增长与脂肪的适度控制。

当下，体重管理已步入科技赋能的新纪元。依托大数据、人工智能与物联网等技术，智能体重管理方案应运而生，为人们量身订制科学、高效的健康管理路径。用户借助可穿戴设备及智能健康平台，能够即时追踪体重、体脂比例、肌肉质量及基础代谢率等健康指标，实现全天候的数据监控。智能健康平台能依据这些动态更新的数据，灵活调整体重管理策略，确保体重管理方案始终贴合用户的实际需求与健康状态，助力其达到最佳健康体态。

智能体重管理方案不仅涉及数据的收集与监控，其核心在于对数据的深度挖掘与实际应用。依托人工智能与大数据的强大力量，智能健康平台能够细致剖析用户的健康数据，敏锐捕捉潜在的健康隐患，并据此量身订制改善建议。比如，智能健康平台能依据用户的饮食习惯、日常活动量及基础代谢率，精准计算出每日所需热量，并以此为依据提供有针对性的饮食调整与运动规划，引领用户步入科学体重管理的正轨，让健康管理更加有据可依，行之有效。

4.1.2 各种体育运动促进体重管理

在智能化体重管理中，体育运动被视为不可或缺的环节。借助智能化技术，用户能够轻松找到适合自己的运动模式，且整个运动过程能得到实时追踪与精准调整，确保每一步都科学高效。通过智能设备与智能健康平台，用户能够沉浸于丰富多彩的体育活动中，无论是跑步、游泳，还是瑜伽，都能根据个人体重管理目标进行精准匹配与个性化调整。智能健康平台则扮演着运动向导的角色，它精心策划了多样化的运动方案，旨在持续激发用户的运动热情。该平台依托数据分析，精准捕捉用户的运动偏好与成效，从而不断更新和优化运动计划，确保体重管理既科学又高效。该平台还具备敏锐的洞察力，能根据用户的实际表现与进步，适时提出升级运动强度或尝试新颖项目的建议，让运动计划充满更多新鲜感。

智能化技术在赋能个人运动的同时，极大地推动了社区健身活动与群体运动的繁荣。借助智能健康平台，诸如健步走、团队运动等社区健身活动得以更加高效地策划与推广。该平台运用数据分析技术，深入了解社区成员的健康状况与个性化运动需求，量身订制活动方案，并通过即时通知机制，有效动员更多社区成员加入。智能化技术还实现了对活动过程的实时监测与即时反馈，帮助社区成员灵活调整运动强度，确保活动既安全又高效。智能健康平台实现了对运动数据的共享与对比，让社区成员能够轻松查看并比较自己的运动数据，从而进一步增强社区成员的健康意识，激发他们的运动热情。在群体运动中，智能化技术能详细记录每位参与者的数据，即时生成排名与统计分析。智能健康平台则通过线上的广泛宣传与精心组织，以及对活动亮点的突出，显著提升活动的知名度。不仅如此，该平台还细心收集并深入分析活动后的反馈，以为后续的群体运动提供改进方向与策略。

4.1.3　智能化技术与饮食管理的结合

饮食管理通过科学合理的规划和饮食结构与习惯的调整，旨在维护健康、预防疾病、提升生活质量。关注食物的种类、数量和搭配以及饮食时间、进食习惯和烹饪方式，是健康管理的重要部分。通过饮食管理，人们可以实现营养均衡、控制体重、预防慢性病和促进整体健康的目标。营养均衡指根据个人健康状况、年龄、性别、体重、职业和活动水平等因素，合理搭配蛋白质、脂肪、碳水化合物、维生素和矿物质等营养素，确保日常摄入的营养满足身体所需，避免营养过剩或不足。同时，控制总热量摄入以维持适宜的体重和体脂比例。

饮食管理作为健康管理的基石，通过精心规划与调控饮食结构及习惯，致力守护健康，抵御疾病侵袭，从而提升生活品质，增强幸福感。饮食管理的核心在于对食物的精挑细选、合理分量与巧妙搭配，以及饮食时机的把握、进食习惯的优化与烹饪方式的调整。在这一过程中，实现营养均衡成为重中之重。此外，控制总体热量摄入同样关键，它是维持理想体重与体脂比例的有效手段。

当今社会，肥胖及其易引发的慢性疾病，诸如糖尿病与心血管疾病，已成为威胁公众健康的难题。因此，科学、合理的饮食管理成为人们保持健康的重要途径。通过精准调控每日热量摄入，减少对高热量、高脂肪及高糖食品的依赖，人们能够有效抵御肥胖的侵袭，显著降低罹患慢性疾病的风险。保持规律的进餐时间与适度的进餐频率，对维持血糖水平的稳定、促进新陈代谢的顺畅以及提升食物的消化吸收效率，均有着不可小觑的积极作用。坚持每日定时享用三餐，并视情况适量增加 1—2 次健康小食，是预防过度饥饿诱发暴饮暴食的有效策略。培养良好的进食习惯同样至关重要。细嚼慢咽，让味蕾充分感受食物的美好；在安静的环境中用餐，让身心得以放松；减少外出就餐尤其是快餐的频率，以减少高油、高盐、高糖食物的摄入。同时，选择健康的烹饪方式，如蒸、煮、炖、焖等，能够最大限度地保留食物的营养，同时远离煎炸烤等可能带来的健康隐患。鉴于个体间健康状况与生活环境的差异，饮食管理应秉持个性化原则，为每个人量身订制方案，并随健康需求的变化灵活调整。定期的营养评估与健康检查能够及时发现潜在问题并迅速采取对策，从而确保饮食策略始终与个人的健康目标紧密相连，从而为长远的健康福祉奠定坚实基础。

智能化技术凭借精准的饮食监控与管理，为用户量身打造饮食建议与计划，旨在实现营养均衡的同时，有效控制热量摄入，助力用户实现体重管理目标。智能饮食管理系统深度融合大数据与人工智能技术，深度剖析用户的饮食习惯与健康数据，科学规划饮食方案。智能健康平台详尽记录用户的日常饮食细节，从食物种类到热量、营养素等一应俱全，用户可通过拍照、语音录入或手动输入等多种方式上传饮食信息。平台运用先进的图像识别与大数据分析技术，精确核算每餐的热量与营养成分，并生成饮食报告。该报告能够帮助用户洞悉自身饮食结构，识别潜在的不健康饮食习惯，并据此提供有针对性的改进策略。

智能健康平台集成全面的饮食监控与提醒功能，确保用户能够准时进食，有效预防暴饮暴食或长时间空腹。平台还基于用户的饮食记录，提供有针对性的饮食建议与健康食谱，激励用户在日常生活中做出更加科学合理的饮食选择。若平台检测到用户连续数日摄入了过多高热量食物，会及时给出调整建议，鼓励增加蔬菜与水果的比例，同时减少高糖与高脂肪食品的摄入，从而助力用户维持均衡饮食。

智能化技术在饮食管理中的应用，使用户能够从数据视角洞悉自己的饮食状况，并在行为层面做出健康抉择，具体体现在两大方面：一方面，智能健康平台凭借用户的饮食记录，量身订制饮食报告与建议，助力用户优化膳食搭配，逐步养成健康的饮食习惯；另一方面，智能健康平台借助智能提醒与监督功能，协助用户改变不良饮食习惯，建立起规律的饮食生活节奏。

智能化技术通过不间断地追踪与解析饮食数据，精准捕捉用户的饮食趋势与潜在问题，并适时提出调整策略。这种饮食管理策略不仅助力用户达成短期的体重管理目标，还助力用户养成稳固的健康饮食习惯，有效预防不良饮食模式引发的健康隐患。智能化饮食管理系统支持用户在平台上分享饮食记录与健康成果，并与志同道合者交流心得与经验，从而获得更多动力与支持。智能健康平台精心策划的线上饮食挑战与健康饮食活动，进一步激发了用户的参与热情，有力推动了社区健康饮食风尚的蓬勃发展。

4.2 智能化技术在体态管理中的应用

本节将探讨智能化技术如何在体态管理中发挥作用，帮助用户改善姿势，增强身体协调性，预防和治疗由不良体态引起的健康问题。智能设备和智能健康平台不仅能实时反馈用户的体态状况，还能通过互动和沉浸式体验，提供科学有效的体态纠正训练，推动体医融合的深入实践与应用，为实现全面的健康促进提供支持。

4.2.1 智能监测与评估

4.2.1.1 体态数据采集与分析

良好的体态，包括挺拔的姿态、自信的步伐和协调的动作，不仅能增强个人魅力，还能展示积极、健康、自信的形象。在职场中，良好的体态通常会留给他人深刻的第一印象，并有助于建立和谐的人际关系和职业形象。良好的体态有助于减轻身体压力，预防腰痛、颈痛等常见疾病。促进呼吸和血氧供应，改善内脏功能和促进健康。在体育领域，良好的体态有助于优化运动模式，减少受伤风险。因此，通过体态训练和生活方式调整，可以大幅提高生活质量和健康水平。

智能设备能有效监控用户的体态健康。例如，智能手表和运动手环等可穿戴设备，通过内置高精度传感器，实时记录用户的姿势、步态等体态数据。智能镜子则采用图像识别技术，实时分析并纠正用户的站姿、坐姿等。同时，运动传感器监测运动过程中的体态，能够帮助用户避免不当姿势造成的运动伤害。将收集的数据上传至智能健康平台，可得到深度分析，从而识别并解决体态问题。

智能健康平台提供的体态报告涵盖姿势、步态、脊柱曲度及肩胛骨位置等多方面的数据及变化趋势，使用户能够清楚地了解自己的体态情况和需要改进的地方。此外，体态报告中还包括具体的体态纠正建议，如调整坐姿和进行特定的拉伸及力量训练。通过智能健康平台，用户不仅能查看自己的体态数据，还能通过平台的互动功能获得专业的健康指导和订制的训练计划。

4.2.1.2 个性化体态评估

个性化体态评估依赖精确的数据分析。智能设备采集的大量体态数据，经智能健康平台的深入分析，能够准确地识别用户体态问题及其严重程度。

生成的体态评估报告不仅详尽地展示了用户的体态问题，还阐明了这些问题可能带来的健康风险。例如，长期的不良姿势可能引发慢性背痛、颈部不适，甚至脊柱退变。肌肉失衡可能导致运动损伤和关节疼痛，如不及时纠正，这些问题可能对用户的日常生活和身体健康造成持久影响。这些详细的说明使用户能全面理解自身体态状况，意识到体态纠正的重要性。

随着用户体态数据的持续更新，智能健康平台会实时追踪这些变化，并根据最新的数据调整评估结果。用户可以通过平台实时查看体态评估报告，监控体态改善进度，并及时调整运动及生活习惯。这种动态评估与反馈机制有助于增强体态管理的科学性、有效性，助力用户达到理想体态。

在传统的体医结合模式中，体态问题的诊断与纠正通常需要依赖专业医疗和运动指导。智能健康平台则通过个性化评估，实现体态管理的智能化与便捷化。用户在家就可借助智能设备采集体态数据并接受评估，从而获取专业的体态报告和纠正建议。这种模式不仅能节省时间和成本，还能扩大体医融合的覆盖面。

4.2.2 个性化训练计划

4.2.2.1 体态矫正训练方案

改善体态、矫正体型主要指使全身各部位的比例匀称、协调，以及主要肌肉群具有优美的线条，体现出健康美。

第4章 智能化转型中体医融合的实践

1）颈部不良姿态矫正训练

颈部不良姿态，如颈前倾和颈侧弯，不仅影响美观，还可能引发一系列健康问题。通过科学合理的体育锻炼和智能化技术的结合，可以有效地矫正颈部不良姿态，增强全身肌肉力量，实现体态的协调、平衡。

智能化技术通过数据采集、提供个性化训练计划和实时反馈，在颈部姿态矫正中扮演至关重要的角色。例如，智能手环和智能镜子等设备能够监测颈部的角度和运动情况，并通过物联网将数据上传至智能健康平台。该平台运用大数据分析，生成有针对性的颈部体态报告，并根据用户需求提供订制化的矫正方案。对于颈前倾问题，平台特别推荐拉伸和加强颈后肌群的练习，如颈部伸展和肌肉等长收缩训练，以改善颈部姿态和减轻倾斜。对于颈侧弯问题，平台推荐颈侧肌肉的拉伸以助力颈部恢复正常的弯曲度和减少侧弯程度。这些个性化的训练旨在通过精确的监测和实时反馈，有效地改善颈部健康状况。

在训练过程中，智能设备，如智能镜子、智能手环通过实时反馈确保动作的准确性。使用智能镜子的用户可以实时观察并调整自己的姿态；使用智能手环的用户可以实时监测肌肉活动，即时调整任何不足或不当的动作，以优化训练效果。同时，智能健康平台会根据用户的进展，动态调整训练计划，适时修改训练强度和内容，以最大化改善颈部姿态。例如，如果平台发现颈部肌肉力量得到增强但颈前倾未显著改善，那么会增加针对颈后肌群的强化训练并减少颈前肌群的拉伸训练，以此精准调整训练内容来应对具体问题。

智能健康平台除制订个性化训练计划外，还通过数据分析识别颈部不良姿态的潜在原因，并提供相应的改善建议。例如，平台可能会指出长时间低头操作手机或电脑是颈前倾的主要原因，由此建议用户减少这些活动，同时增加颈部运动的频率。此外，智能健康平台还提供日常小技巧，如调整电脑屏幕至适宜高度、使用符合人体工程学的办公椅等，帮助用户维持正确的颈部姿态。用户可以通过智能设备和智能健康平台随时开展颈部不良姿态矫正训练，实时监控训练效果与进展，这不仅增强了训练的科学性和安全性，还增强了用户的参与感和积极性，从而助力用户长期的体态改善和健康维护。

2）肩部不良姿态矫正训练

智能化技术对高低肩等肩部不良姿态的有效矫正发挥重要作用。高低肩表现为肩部高度不对称，常由长期不良姿势、肌肉失衡或其他不当运动习惯造成。智能化技术在肩部不良姿态矫正中的主要作用为数据采集、提供个性化训练方案及实时反馈。

智能设备，包括智能手环、智能镜子和运动传感器等，可以实时监控肩高、肩胛骨位置及肌肉活动等的数据。这些数据被传输至智能健康平台，最后生成详细的肩部体态报告。该报告不仅包含具体的分析结果，还提供具有针对性的矫正训练方案。例如，针对高低肩问题，平台会推荐包括双臂侧平举、提肩练习和肩胛骨挤压在内的训练方法，这些方法旨在增强肩部肌肉的力量，从而纠正不良姿态。

在训练过程中，智能设备还能提供实时反馈，确保动作的准确性。例如，智能镜子能够实时显示肩部姿态，助力用户即时调整不当动作。智能手环和运动传感器能够实时监控肌肉活动，如发现活动不足或动作幅度过大，会即刻提醒，确保训练的科学性和有效性。

智能健康平台通过持续分析用户的训练数据，不断优化肩部矫正训练方案。智能健康平台根据用户的训练效果和进步情况动态调整计划，适时增强或减轻训练强度，以确保在安全的前提下最大化改善肩部姿态。此外，智能健康平台能精准分析并识别出诱发肩部不良体态的潜在根源，并提供相应的改善策略，如倡导长时间单肩背包的朋友转用双肩包以均衡受力。智能健康平台还分享日常小贴士，如调整座椅至适宜高度、定期进行肩部舒缓运动等，助力用户轻松保持肩部良好姿态。智能化的肩部不良姿态矫正方式，不仅升级了训练的科学性与安全性，还大大激发了用户的参与热情与积极性，为长远的体态优化与健康守护奠定了坚实基础。

3）胸部不良姿态矫正训练

胸部不良姿态，如扁平胸、鸡胸，不仅影响外观，还可能对呼吸功能和健康产生负面影响。智能化技术能够为此提供多种有效的纠正方法，从而提升人们的生活质量和身体健康。在胸部姿态矫正中，智能可穿戴设备、智能软件以及虚拟现实和增强现实技术都将发挥重要作用，共同目标是提供订制化、精准且互动性强的矫正方案。

首先，智能可穿戴设备，如胸衣或贴片，可以实时监测并提醒用户调整姿势，并能提供即时反馈和进度追踪。例如，智能可穿戴设备会在用户长时间保持不良姿势时发出震动或声音提示，帮助用户改善胸部姿态。

其次，智能软件可以深度挖掘智能可穿戴设备收集的数据，从而精准捕捉体态不良的倾向与习惯，随后制订个性化的矫正指导和锻炼计划。这些计划往往融入精心编排的体操或其他锻炼方式，以强化胸部与背部肌肉，优化肌肉分布与姿势平衡。

最后，虚拟现实与增强现实技术在胸部姿态调整中作用突出。用户戴上虚拟现实或增强现实头盔，即可步入一个沉浸式的三维世界，参与专属的体态矫正训练。此训练模式融合了视觉与听觉反馈，能极大提升用户的投入度。好比在虚拟游戏场景中，用户需要调整体态以解锁任务或赢得游戏，这种互动机制显著增强了训练的吸引力与持久效果。

4）背部不良姿态矫正训练

背部不良姿态，如脊柱侧弯、驼背，不仅影响外观和气质，还可能导致长期的身体不适。如今，智能化技术已成为纠正背部不良姿态的关键工具，它能提供多元化的治疗方案和精确的治疗方法。例如，配备高敏感度传感器的智能可穿戴设备，可以精确地监测用户的背部状态。这些设备的智能系统不仅实时分析姿态数据，还能在检测到不良姿态时立即通过振动或声音提醒用户进行调整。用户可以通过与智能手机或其他设备同步的方式，通过应用程序追踪自己的姿势改善进度和查看历史数据，从而更深入地了解和调整自己的体态。

智能软件通过利用机器学习和人工智能算法深入分析智能可穿戴设备收集的数据，提供个性化的矫正建议。根据用户具体的体态问题，智能软件推荐适当的治疗和锻炼方案，如特定的拉伸和强化练习，以增强用户的背部肌肉力量，帮助矫正脊柱侧弯和驼背。利用虚拟现实或增强现实技术，用户可进入沉浸式训练环境，该环境通过模拟各种体态矫正练习和场景，增强训练的趣味性和互动性。在虚拟现实游戏中，用户通过调整姿势完成任务或过关，这种互动设计不仅能使训练更生动有趣，还能有效提升用户的参与度，从而优化训练效果。

智能化技术在背部姿态矫正中不仅作用于直接治疗和训练，也作用于长期追踪和评估矫正效果。通过持续监测和调整，智能化技术能够更好地帮助用户维持良好的体态，预防不良体态问题。

5）腹部不良姿态矫正训练

腹部突出或下垂通常由核心肌群力量不足、姿势不良或长期身体忽视引起。这种不良体态不仅影响外观，还可能导致背痛、消化不良等健康问题。智能化技术提供了多种工具和方法，辅助改善和矫正腹部姿态。在腹部姿态矫正中，智能可穿戴设备、实时反馈系统和虚拟现实技术是关键。这些技术能提供个性化的训练计划，并根据个体需求实时调整计划，以更有效地实现矫正目标。

智能腰带或腹部绑带装置能够实时监测腹部姿势和核心肌群活动，实时收集数据并将其传输到智能手机或其他设备。用户可以通过专门的应用程序实时查看自己的姿势和肌肉活动数据，以及调整姿势的提示和指导。这种即时反馈极大地帮助用户识别和调整自己的体态问题。

6）四肢不良姿态矫正训练

四肢不良姿态包括四肢运动不协调、关节姿势不正确等，不仅影响运动表现，还可能引发肌肉骨骼疾病。运用智能化技术可以有效纠正这些不良姿态。

在四肢姿态矫正方面，智能可穿戴设备，包括智能手表、臂带、腕带以及踝带等，具备监测四肢的运动范围、速度和力量的能力，能够发挥至关重要的作用。这些设备通过内置的传感器实时收集四肢的运动数据，并通过无线方式同步至用户的智能手机或电脑上的应用程序，从而使用户实时获得关于运动效率和体态的反馈，进而在日常生活和训练中及时进行调整。此外，一些设备还具备振动提醒功能，当用户的动作或姿势偏离了预设的范围时，设备会发出振动提醒。这有助于用户在维护和改善体态方面取得更好的成效。

动作捕捉系统常被用于体态纠正。它通过高精度摄像头或传感器捕捉四肢的精确动作细节，创建用户动作的三维模型，准确识别不准确或可能导致伤害的动作。基于此，用户可以更有针对性地改进计划或康复方案。

4.2.2.2 动态调整与进阶训练

智能化技术的核心优势是其能集成和处理大量的用户健康与运动数据。这些数据来源包括智能可穿戴设备、动作捕捉系统、心率监测器等，这些设备能连续监测用户的生理和运动参数，为体态分析和矫正提供科学依据。基于收集的数据，智能健康平台能利用算法动态调整训练计划，以适应用户体态改善的速度和程度。当智能健康平台识别到用户的某个体态问题已经得到初步改善时，它会自动调整训练难度和复杂性，引入新的训练模块，以推动用户进一步优化体态矫正效果。智能健康平台能根据用户的具体需求、身体条件和健康状况设计个性化的训练计划。随着用户体态的逐渐改善，智能健康平台会相应地增加训练强度，并引入更多专门针对核心肌群强化、增强灵活性与平衡能力的练习。这种渐进式的训练方式不仅有助于巩固已取得的改善效果，还有助于预防未来可能出现的体态问题。

4.2.3 实时反馈与调整

4.2.3.1 实时监测与指导

实时监测与指导在体态矫正训练中扮演着关键角色。可穿戴设备、智能镜子和手机应用程序，在用户进行体态矫正训练时能够实时监测其姿势和身体状态。这些设备收集运动数据并通过人工智能算法进行分析，并通过语音提示、屏幕显示等提供即时反馈和纠正建议，帮助用户保持良好体态，预防运动伤害。

根据用户的实时和历史数据，人工智能算法能够制订个性化的训练计划，包括训练内容、运动强度和时间安排，帮助用户逐步改善体态。每次训练结束后，智能设备依据记录的训练数据调整计划，以持续优化训练效果。智能设备的实时监测与指导功能不限于体态矫正，还适用于其他运动和康复训练。例如，在跑步训练中，智能设备能监测用户的跑步姿势，识别可能的错误，如步幅过大或脚掌着地方式不正确。通过即时反馈，帮助用户调整姿势，避免运动伤害，提高跑步效率。在康复训练中，智能设备监测患者的运动状态，确保他们按医生的建议正确训练，以防错误动作导致的二次伤害。

实时监测与指导在体态矫正训练中的成功依赖智能设备的高级硬件、强大的人工智能算法，以及卓越的数据处理能力。人工智能算法利用机器学习，不断优化其识别和分析能力，从而更准确地评估用户的运动姿势并提供有效的纠正建议。卓越的数据处理能力确保智能设备在极短的时间内完成数据收集、传输、分析和反馈，实现真正的实时监测与指导。

4.2.3.2 个性化反馈与激励机制

智能健康平台通过实时分析用户的训练数据和体态变化，能够提供精准、个性化的反馈，帮助用户持续改进体态并实现健康目标。智能健康平台运用先进的传感器和数据分析算法，实时收集用户的运动频率、强度、时长和姿势等信息。根据这些数据，智能健康平台生成体态改进报告，展示用户在一定时间内取得的进步，如核心力量的增强、背部姿势的改善、肩颈部紧张的缓解等。同时，智能健康平台能够根据用户数据提出进一步的训练建议，包括调整训练动作、改变训练强度或频率等，以确保训练计划持续优化，满足个性化需求。例如，如果智能健康平台检测到用户无法标准地做好某个动作，会建议降低该动作的训练强度或增加辅助训练，从而逐步增强动作的正确性和效果。

即时提醒功能通过在训练中或训练后的即时反馈，帮助用户纠正训练姿势，防止运动伤害。例如，当智能健康平台检测到用户背部弯曲过度，会通过语音或手机振动立即提醒用户调整姿势。这种反馈确保用户在训练中实时优化动作，从而提升训练质量。

进度奖励机制通过设定目标和任务激励用户在规定时间完成，并给予奖励，以鼓励用户持续训练。智能健康平台根据用户完成的训练计划和体态改进标准，提供积分、徽章或优惠券、礼品等奖励。这不仅有助于增加训练的乐趣，还有助于用户在追求健康的同时，享受成就感。

智能健康平台巧妙融入社交元素，能有效增强用户的训练毅力。平台内置的社交圈支持用户实时分享训练成就与体态变化，并与其他成员互动，共享心得并相互鼓舞。比如，通过发布训练日记、参与社群交流，用户既能收获鼓励与建议，又能了解自己在群体中的位置，从而增强竞争意识及训练动力。

4.3 运动心理健康的智能化支持策略

本节将详细探讨智能化技术在实时心理监测、个性化心理评估与干预以及沉浸式治疗技术中的应用。通过集成先进的可穿戴设备和移动应用程序，智能健康平台能够实时采集和分析用户的心理健康数据，提供基于个体状况的订制化心理健康评估和干预方案。虚拟现实和增强现实技术的引入不仅能增强治疗的沉浸感和互动性，还能为心理教育和实时反馈提供新的可能，从而增强心理健康管理的科学性和有效性。

4.3.1 实时心理监测与评估

4.3.1.1 心理健康数据采集与分析

当下社会，心理健康议题受到更多的关注。不同群体背负的压力各异，但都对不同群体的心理健康造成一定负面影响，甚至成为抑郁症、焦虑症等心理疾病的导火索。此时，智能化技术成为应对心理健康问题的利器。它以保护隐私为前提，依托个性化数据分析，助力个体心理健康管理。智能设备能够持续追踪关键心理健康指标，如心率变异性、皮电反应、睡眠质量及日常活动量等，这些数据对评估个体的压力水平与情绪状态具有不可小觑的价值。值得一提的是，在数据采集与处理的过程中，隐私保护均被置于首要位置。智能健康平台运用先进的加密技术与严谨的数据访问控制，筑起一道坚实的安全防线，确保用户信息免受侵犯，有效防范隐私泄露风险。

对于因隐私顾虑而寻求心理援助的人，智能化技术开辟了安全的自我心理健康管理新途径，用户得以在家中借助智能设备私密、安全地监测心理状态。智能健康平台深度剖析用户数据，精准识别潜在的心理健康隐患，并据此量身打造个性化建议与干预策略。这些建议与策略涵盖引导性放松练习、呼吸调节法门、冥想指导等，旨在使用户依据专属方案自主优化心理状态。智能健康平台还具备卓越的动态跟踪与调整能力，能持续监测用户的心理健康状态，灵活调整干预措施的类型与强度，紧跟用户心理变化的步伐，确保支持策略始终契合用户的即时需求。

4.3.1.2 个性化心理评估

智能化技术提供了一种能够深入分析和理解不同人群心理状况的手段，从而使心理健康管理更加科学和高效。智能健康平台可以对个体进行详尽的心理评估，从而帮助个体识别当前的心理问题，并探索这些问题背后的原因。智能化技术通过可穿戴设备和移动应用程序等，实时采集用户的心理健康数据，从而提供关于个体心理状态的直观指标，如压力水平、焦虑程度和情绪波动。这种实时监测的优势在于它能够即时识别心理健康的任何微小变化，从而迅速响应并调整治疗策略。

利用大数据分析技术，智能健康平台能够有效分析大规模的生理及行为数据，这种分析不仅基于广泛的人口统计和心理健康数据，还综合考虑了个体的生活环境、工作负荷、人际关系及运动习惯等因素。分析完成后，智能健康平台能够生成详尽的心理健康评估报告。

个性化心理评估关注提供有针对性的治疗方案。例如，对于处于高工作压力的上班族而言，智能健康平台可能推荐定期的心理放松训练和压力管理课程；对于学生群体而言，智能健康平台可能更侧重于提供应对考试焦虑和时间管理的策略；对于老年人而言，智能健康平台可能侧重推荐减轻孤独感和缓解慢性健康问题的策略。随着用户心理状态的变化和治疗反应的不同，智能健康平台能够实时调整干预策略，确保治疗措施符合用户的最近健康状况和需求。

4.3.2 个性化心理干预与支持

个性化心理干预与支持基于对个体心理状态的准确识别和评估。智能化技术在其中发挥着至关重要的作用。通过集成传感器和可穿戴设备，可以实时收集个体的生理和行为数据，如心率变异性、皮电反应、睡眠模式、活动水平和地理位置等信息。这些数据能够反映个体的心理压力水平、情绪波动和可能的心理疾病迹象。智能健康平台基于这些数据，通过先进的数据分析技术识别心理健康的风险因素和症状模式。人工智能算法可以通过数据识别出哪些行为模式与焦虑、抑郁或其他心理疾病相关联。这种评估能够为用户提供一份全面的心理健康状态视图。

基于初步评估的结果，智能化技术能够帮助用户设计个性化的心理干预方案，其中包括一系列的心理治疗活动，如认知行为疗法、冥想、渐进性肌肉放松训练以及订制的心理咨询会话等。例如，如果数据显示某用户在工作日承受较高压力，智能健康平台便会建议其在工作日早晨进行冥想，以减轻压力，促进心理健康。同时，智能化技术的融入极大地提升了心理健康专家对患者的管理效能。专家能够即时访问患者的实时数据追踪与进展报告，从而能够更加精准地提升治疗效果，还可通过远程咨询调整个性化治疗计划，以最优化的方式提升患者的治疗效果。

需要注意的是，个性化心理干预与支持并非一蹴而就，而是一个需要持续监督与动态调整的过程。智能化技术在其中发挥了至关重要的作用。通过不间断地收集并分析用户的心理健康数据，智能健康平台能够实时追踪治疗进展，并根据用户的即时反馈智能调整干预策略，确保干预措施始终贴合患者的实际需求变化。如果用户在执行一项特定的放松训练后报告感觉更糟，智能健康平台会自动调整治疗计划，并尝试其他类型的干预活动，或者建议用户咨询专业的心理健康专家。

4.3.3 虚拟现实与增强现实技术的应用

通过佩戴特制的 VR 头盔，用户可以进入一个完全沉浸式的三维世界，头盔内部配备的屏幕和声音系统，能够模拟各种视觉和听觉效果，用户可以通过手持控制器或身体追踪设备进行响应，从而使互动体验更加真实。与虚拟现实技术不同，增强现实技术并不创造一个全新的环境，而是在用户的现实世界中叠加虚拟信息。通过智能手机、平板电脑或专门的 AR 眼镜，用户可以看到被增添的数字图像和信息。这种技术通过覆盖或增强现实世界的元素，增强用户的信息感知力。

虚拟现实技术在心理健康领域的应用主要集中在模拟治疗环境和情境中，以治疗如恐惧症、焦虑症、创伤后应激障碍等疾病。例如，对于恐高症患者而言，通过虚拟现实技术模拟高空环境，他们可以在完全安全的情况下面对和处理自己的恐惧感，从而逐渐减小恐惧反应。增强现实技术在心理健康领域的应用则更侧重于提供实时的心理支持和认知行为干预。例如，增强现实技术的应用可以帮助患者通过在日常生活中增加虚拟元素来学习应对技巧和放松技巧。患者可以通过手机屏幕上或AR眼镜中出现的提示信息进行呼吸练习，这些即时的互动有助于患者在处于压力情境中时掌握自我调节的方法。

虚拟现实和增强现实技术在心理健康领域的应用已展现出显著的积极效果。在虚拟现实环境中，患者可以在一个受控的环境中逐步面对和解决心理问题，这种"暴露治疗"被证实对治疗诸如恐惧症和创伤后应激障碍等十分有效。通过反复练习和暴露，患者能够显著减小焦虑和恐惧的反应，从而增强心理韧性。增强现实技术能够使心理干预措施无缝融入患者的日常生活，从而增强治疗的便捷性、高效性。增强现实技术在管理焦虑症和其他情绪疾病方面尤其有效，可帮助患者在日常环境中稳定情绪和提升应对能力。

第 5 章 终身体育与智能化技术的融合

本章聚焦终身体育与智能化技术的融合，这是体育科学研究中一个关键且持续演进的议题。科技发展推动了智能化技术在提高人们体育参与度、优化体育运动效果及丰富人们体育体验方面的应用。本章旨在阐释智能化技术如何辅助个性化体育方案的实施，来提升人们的运动成效，促进全民参与体育活动、享受健康生活。

5.1 终身体育的概念与智能化技术的支持

本节深入探讨终身体育的概念及智能化技术对终身体育的支持。随着智能化技术的发展，可穿戴设备和数据分析工具等，赋予了体育活动新的动力。智能化技术不仅使个性化健康管理成为可能，还提高了体育活动的可接入性和效率，促使终身体育的实施更为广泛和有效。

5.1.1 终身体育的概念

20世纪90年代以来，随着体育教学的改革和发展，终身体育理念逐渐为人们所知。对于人类而言，健康的生活方式之一就是终身进行体育锻炼，并接受正确的体育。终身体育的含义包括两个方面：一方面，一个人从诞生之日起至生命结束，应不断学习并参加体育锻炼，并使之与学习成为一生之中不可或缺的重要内容。另一方面，在终身体育理念的引领下，体育内容在社会维度上构建起一个全面的系统，旨在确保每个人在其生命的各个阶段及多元化生活场景中都能便捷地找到参与体育活动的契机。终身体育的精髓在于倡导一种跨越年龄与生活阶段的持续健康生活方式，鼓励人们将体育锻炼融入日常生活，并将之作为促进体质提升、增强身体机能、预防慢性疾病及提升生活质量的长期策略。同时，终身体育理念强调通过科学的教学与指导，传授运动知识与技能，使个体在安全、有效的前提下进行锻炼，避免运动伤害。终身体育不局限于

第 5 章 终身体育与智能化技术的融合

个体健康的促进，还着眼于社会整体健康水平的提升。为此，国家和社会应致力为不同年龄层、不同体质状况及不同兴趣偏好的人群提供多样的运动选择与设施支持。具体而言，学校、社区、工作单位等应成为推动终身体育实践的重要阵地，通过设立专门的体育活动空间，配置完善的运动器材，策划组织多样化的体育活动，积极营造浓厚的体育运动氛围，激发成员的参与热情，促进成员共同建设更加健康、更具活力的未来。政府可通过政策引导和宣传教育，加深全社会对体育锻炼重要性的认识，营造全民健身的良好氛围。

终身体育理念的提出得到了许多国家体育学者的赞同，并逐渐形成一种新的体育思想。人生的旅程中，生老病死是不可改变的自然规律，但通过采取适当、持续、科学的体育锻炼方式，人们能够增强体魄，更长时间地保持健康。在生长发育的黄金时期，体育锻炼不仅是强健体魄的关键，还能促进青少年的骨骼、肌肉及心肺系统的发育与完善，从而培养他们良好的运动习惯与团队协作精神。同时，体育锻炼深刻影响着心理健康，有利于增强自信心，缓解压力与焦虑，为青少年的全面发展奠定坚实基础。步入成年阶段，规律的体育锻炼成为维持生命活力的重要方式。体育锻炼是预防心血管疾病、糖尿病及肥胖等的有效途径，有助于成年人控制体重、增强免疫力等，提升成年人的生活品质。成年人定期参与体育活动，不仅有利于保持高效的工作状态，享受高质量的生活，还有利于降低疾病风险，促进健康与长寿。老年人参与体育锻炼不仅有助于保持身体机能，预防一些疾病，还有利于增强平衡能力，降低跌倒的风险。体育锻炼对老年人的心理健康也具有积极影响，如减轻孤独感，提高生活满意度，增强社交能力。在不同的人生阶段，人们参与体育锻炼的目的和参与的具体项目会有所差异，且不同个体在体育锻炼方面的选择不尽相同，但长期坚持适当的体育锻炼确实存在好处。终身体育理念的核心是使体育锻炼贯穿人的一生，强调和重视培养体育意识、能力和习惯，最终达到终身受益的目的。

如今，科技的进步和生活方式的改变减少了人们的活动量，久坐成为常态。这一生活模式增加了患肥胖、心血管疾病等的风险。而终身体育理念强调通过持续、科学的体育锻炼改善健康状况，提升生活品质，从而有利于降低人们的患病风险。实施终身体育，个人应根据自己的身体状况和兴趣，选择合适的体育项目并长期坚持下去。科学的体育锻炼应涵盖有氧运动、力量训练和柔韧性训练，以全面提高身体素质。

生产、生活方式的改变对人类健康产生了深远影响。糖尿病、心血管疾病等年轻化的主要原因在于人们体力劳动或活动量的减少。由于久坐且缺乏锻炼，加之熬夜、摄入较多碳酸饮料等不良生活习惯，肥胖人数有所增加，进而提高了多种疾病并发的概率。为了解决上述问题，人们必须树立正确的锻炼理念，深刻认识到终身体育的重要性并自愿参与体育锻炼。通过进行适当的体育锻炼，人们可以有效地改善身体机能，增强免疫力，预防各种慢性疾病。同时，体育锻炼还能缓解压力，增进心理健康，提升生活质量。现代社会，体育的商业价值正在被逐步深挖，终身体育理念的普及，促使更多人加入体育锻炼行列，助力创造了更多的就业机会和更大的经济效益。体育产业的发展包括体育赛事的举办、健身器材的生产与销售、体育和培训等多个方面，带动了相关产业链的发展，促进了经济的繁荣。终身体育理念还强调个性化和科学性的体育锻炼。因为每个人的身体状况、健康需求和运动兴趣不同，所以需要根据自身情况制订科学的运动计划。

优化锻炼效果并预防运动伤害的关键，在于对运动强度、频率及时间的科学规划。在此过程中，专业的体育指导与科学的运动处方扮演着不可或缺的角色。体育运动不仅能促进个体身体健康，还能增强个体的团队合作精神与社交能力，以及提高个体的心理素质与情感交流质量。随着终身体育理念的日益深入人心，公众对体育锻炼的认知不断加深，重视程度也随之提高，越来越多的人加入体育锻炼的行列。体育锻炼成为一种健康生活方式与积极生活态度的象征。

终身体育的特点有以下几个。

第一,终身性。终身体育,是指个体应当在其一生中保持体育锻炼的兴趣和习惯,并将体育锻炼融入生活的各个阶段,实现个人的全面发展。这一理念强调体育锻炼不应仅限于某一特定时期或特定场合,而应成为一种贯穿终身的生活方式。终身体育理念强调通过持久的体育活动,提升个体的身体素质、心理健康和社会适应能力,从而实现身心的全面发展。

与传统的体育教学理念不同,终身体育理念强调自主性和兴趣导向,个体不仅是体育活动的参与者,还是自我健康管理的承担者。传统体育教学多以学校教育为主,体育活动的时间和形式受到限制,在学生离开学校后难以持续。而终身体育理念倡导个体在任何时间、任何地点都可以进行体育锻炼,凭借个人兴趣主动参与,以培养持续锻炼的习惯。

长期坚持体育锻炼可以有效降低心血管疾病、糖尿病、肥胖症等慢性病的发病率,同时有助于增强免疫力,改善心理健康状况。对于青少年而言,体育锻炼不仅能促进他们的身体发育,增强他们的体质,还能培养他们坚强的意志和团队合作精神。对于成年人,尤其是中老年人而言,体育锻炼则是预防和控制慢性病、延缓衰老、提升生活质量的重要手段。

终身体育理念下的体育锻炼不限于特定的运动项目,而是涵盖各种形式的身体活动。从传统的跑步、游泳、健身操到近年来兴起的瑜伽、普拉提等,都可以成为终身体育的一部分,关键在于找到适合自己的运动形式,并保持兴趣和动力,不断挑战自我,提高运动能力和健康水平。

实施终身体育需要社会各界的共同努力。学校应注重体育兴趣的培养和对体育技能的掌握,为学生打下终身体育的基础。社区和社会组织应提供丰富多样的体育活动和便利的运动场所,鼓励和支持人们参与体育锻炼。家庭则应营造良好的运动氛围,家长以身作则,带动孩子养成长期参与体育锻炼的好习惯。

科技的发展为终身体育提供了新的手段和平台。智能设备和健康应用程序可以帮助人们实时监测运动数据，制订个性化的运动计划，提供科学的锻炼指导。通过互联网，个体可以方便地获取各种体育资源，参与线上线下的体育活动，并与他人交流运动经验。虚拟现实和增强现实技术的应用，使得体育锻炼更加丰富多彩，同时增强了趣味性和体验感。

第二，多重性。终身体育的多重性强调了其多维化的目标和形式，反映了体育运动的多样性和个性化。受经济、文化、地域等多种因素的影响，不同人群的身体素质、体育观念和体育习惯存在显著差异，因此，终身体育必然具备多重性特点，以满足不同人群的体育需求。

终身体育的目标涵盖身心健康、社会适应能力提升及促进文化传承等多个层面。针对不同年龄段的人群，终身体育设定的目标也不尽相同。针对儿童和青少年，体育活动的核心目标是促进他们身体发育、增强体质以及培养对运动的兴趣和习惯。通过参与多样化的体育活动，儿童和青少年可以形成稳定的运动习惯，同时增强团队合作和竞争意识。针对成年人，终身体育的目标是维持体能、减轻生活和工作压力、提升生活品质。针对老年人，终身体育更侧重于延缓衰老、预防疾病、增强身体功能，以提升老年人的生活质量。

终身体育多重性的特征鲜明地体现在从经典竞技项目（如跑步、游泳、篮球）的延续到近年来瑜伽、普拉提等健身新风尚的兴起，形成了一个跨越广泛运动领域的壮丽图景。无论是置身于专业的体育场馆，还是温馨的家庭环境乃至广阔的户外天地，个体均能依据自身喜好与实际情况，量身打造运动方案。值得一提的是，智能化技术的飞速发展，为终身体育开辟了新纪元。借助先进的可穿戴设备与智能健康应用程序，人们能够即时追踪自身的运动状态，享受个性化的运动指导，从而更好地实现运动梦想。

鉴于每个人的身体状况、兴趣爱好和生活方式的差异，终身体育强调制订个性化的运动方案。依据个体的身体素质、健康状况和运动需求，制订符合其特征的运动计划,可以更有效地促进健康。例如,为体重超标者制订结合有氧运动和力量训练的减脂塑形计划;为处于亚健康状态者设计瑜伽和太极拳等具有减压、改善体质作用的方案。此外,个性化运动方案应根据个体的进展动态调整,以确保最大化运动成效。

终身体育的多重性还表现在教育和指导的多重上。不同年龄段和群体需要不同的体育内容和方法。对于儿童和青少年而言,体育应注重兴趣培养和基础技能学习,采用游戏化和趣味化的教学方法激发他们的运动热情。对于成年人而言,体育应侧重于科学锻炼和健康管理,提供专业的运动指导和健康知识。对于老年人而言,体育则应重视安全性和适应性,推广适合老年人的运动项目,帮助他们维持身心健康。

第三,民主性。终身体育作为全民体育的一种形式,强调相关制度、法规及措施的制订要满足广大人民的客观需求,并要与国家经济发展趋势相协调。这表明,终身体育的发展不仅应关注体育活动本身,还应考虑到社会的多方面需求,如教育、健康和社会参与等,以确保人们能从中获益。在推广终身体育的过程中,广泛的民主参与是必不可少的。其核心目标是激发全民参与体育活动的热情和积极性。体育活动不应局限于特定群体或场所,而应通过多种途径和形式,使每个人都有机会参与。为提高全民的参与度,需要采取多种措施,如推广社区体育活动、加强学校体育以及建设企业体育设施等。

自愿性的参与与自主性的选择,是终身体育繁荣发展的密钥。每个人依据其独特的兴趣与内在需求,自主决策选择何种体育项目。这份自主性不仅关乎选择何种体育项目的自由,还关乎对活动时间、频率及强度的个性化规划与调整。政府与社会作为后盾与灯塔,应当积极提供必要的支持与引导,但绝不能越界,不干涉个体选择的自由。唯有如此,终身体育理念才能更深入人心,赢得广泛的认同与接纳。进一步而言,终身体育是每一位社会成员的基本权利,无关乎年龄、性别、职业或经济地位的差异。为此,政府需要担当起政策制订的重任,确保体育设施的广泛覆盖与合理布局，尤其是在城乡交界地带与经济相对滞后区域，让体育的光芒照亮每一个角落。

终身体育的民主性体现在体育资源的公平配置和有效使用上。在分配体育资源时，需要考虑人口密度和经济条件等因素，同时重视满足不同群体（如老年人、青少年和残疾人）的特定需求。这样的资源配置有利于保障各群体在体育活动中的参与公平性和利益保护。此外，资源使用应避免独占和浪费，倡导资源共享和高效使用。为了更好地体现终身体育的民主性，还需要完善监督和评价机制。通过建立一套科学的评价系统，定期对终身体育的发展状况进行评估，并根据评估结果进行调整优化。这不仅能识别和解决存在的问题，还能促进终身体育的持续进步。

终身体育的民主性为全民提供了平等参与体育活动的机会，不仅表现在提供多样化的体育项目和活动上，还体现在体育文化对各社会群体的可达性上。在体育文化形式上，终身体育倡导包容性强的体育活动，如社区运动会、公园晨练、健身操等，这些活动考虑到了年龄段、体能状况和兴趣的差异，确保不同年龄段的人都能找到合适的方式参与进来。例如，青少年倾向于参与竞技性或团队性较强的运动，老年人则更喜欢参与太极拳或散步这类低强度的活动。在传播方式上，终身体育的民主性也得到了体现。现代信息技术的运用，使体育活动的信息传播更加迅速和广泛。偏远地区的居民不仅也能了解到各种体育活动的信息，还能通过在线教程等方式学习和参与这些活动。各类体育节庆和培训活动通过电视和网络平台进行直播，使得更多的人能够观看和学习，从而提高全民的体育参与度。

终身体育的民主性离不开社会各界的广泛支持和参与。各级政府、企业、社会组织和广大公众应共同努力，为终身体育的发展创造良好的环境和条件，从而实现终身体育的全民参与和全民受益，进而推动社会的全面进步和发展。

第四，整体性。整体性在终身体育中具有重要意义，它不仅强调了

第5章 终身体育与智能化技术的融合

体育运动场馆和健身设施作为物质基础的重要性,还要求各体育部门和机构之间紧密合作,构成一个有机整体。终身体育可以被视为一个大系统,学前体育、学校体育和学校后体育则为其三个子系统,这三个子系统的变化都会对整个系统产生影响。为了最大化发挥终身体育大系统的功能,应对各子系统进行优化组合。

学前体育是终身体育的重要组成部分。幼儿时期是身体和智力发育的关键时期,适当的体育活动不仅可以促进幼儿的身体发育,还能培养他们的运动兴趣和习惯。幼儿体育的推广需要家庭、幼儿园和社区的广泛参与,共同营造一个安全、有趣的体育环境。通过亲子运动和游戏等形式,幼儿可以在愉快的氛围中锻炼身体,同时学习团队协作和竞争,这为他们未来参与体育活动奠定了基础。

在学生成长的关键阶段,体育扮演着提升学生身体素质与培育体育精神的重要角色。学校应构建一个全方位的体育体系,不仅应包括基础的体育课程,还应融入丰富多彩的课外活动与各类体育竞赛,以从多维度激发学生参与体育的热情。学校需要精准把握学生的年龄特征与身体条件,科学规划体育课程与活动方案,以不断提升学生的运动技能水平。体育活动作为增强学生体质的有效途径,在培养团队合作精神与竞争意识方面展现出独特魅力。因此,学校应充分运用体育活动培养学生的团队合作与竞争意识。同时,学校应充分考虑学生的个体差异,提供个性化的指导与支持,确保每个学生都能在体育领域找到自己的舞台,收获成就与自信。

学校后体育涵盖学生毕业后所参与的多元化体育活动,具体包括职业体育、社区体育两大领域。职业体育聚焦体育专业人才的深度培养,通过系统化的训练与科学管理,为社会输送高水平的体育精英。社区体育作为终身体育的基石,面向全社会居民开放,并提供丰富多彩的体育活动,以显著提升居民的健康素质,进一步增强社区的凝聚力与居民的幸福感,营造和谐、健康的社区氛围。

为了全面推动终身体育的深入实施，跨部门合作成为不可或缺的关键环节。政府、学校、家庭及社区四方需携手为终身体育的推进提供坚实的政策引导、资金保障与设施支撑。政府应着眼于长远，制订并贯彻实施中长期的体育发展战略规划，同时加大对体育场馆及健身设施的投入力度，以充分满足广大民众的多元化健身需求。学校作为体育的主阵地，应扮演好引领者的角色，积极培养学生的运动兴趣与持续锻炼习惯，为终身体育奠定坚实的教育基础。家庭需要充分认识到体育的重要性，通过积极的鼓励与支持，为孩子营造一个热爱体育、崇尚健康的家庭氛围。社区作为居民生活的重要场所，则应充分发挥其组织优势，举办丰富多样的体育活动，提供便捷、高效的健身条件，以促进居民身心健康，增进社区和谐。

在终身体育这一大系统中，学前体育、学校体育和学校后体育作为三个子系统，相互联系、相互影响，构成一个有机整体。学前体育为学校体育打下基础，学校体育为学校后体育提供保障，学校后体育则延续和发展了学前体育和学校体育的成果。只有各个子系统协调发展，才能更好地发挥终身体育的整体性功能。

第五，多元化。终身体育的核心特质在于其对传统体育锻炼模式的革新与超越，它摒弃了单一化、标准化的锻炼框架，倡导基于个人兴趣与身体状况的个性化、多元化体育活动选择。这一理念鼓励个体积极探索并采纳适合自身条件的锻炼方式，确保体育活动能够精准满足自身的独特需求，从而实现体育与生活的深度融合与和谐共生。

在终身体育的框架下，个体享有依据个人兴趣自由挑选体育项目的权利。无论是热衷于游泳，还是瑜伽，抑或是团队运动，每一种选择都是对自我个性的诠释与释放。多元化的体育项目，能够帮助个体找到与其更契合的运动方式，从而大大提升体育锻炼的愉悦感。以社区为例，一个充满活力的社区往往会精心策划并举办多种体育活动，如激情四溢的篮球比赛、热闹非凡的广场舞，以及修身养性的太极拳等，为居民打造一个丰富多彩的体育盛宴。居民则根据个人偏好自由参与，这有利于增进邻里间的互动与情感交流，极大地激发大家参与体育活动的热情与积极性。

从儿童时期的跳绳、畅游碧波到青少年时期的篮球对抗、足球竞技，再到成年时期的太极拳韵、健步悠然，人们在每一阶段都能找到既符合身体状况又满足兴趣爱好的体育活动。这正是终身体育所提倡的。终身体育积极倡导体育活动的多元化，不仅为个体注入了源源不断的活力与能量，还潜移默化地提升了人们的心理素质。体育锻炼能够有效缓解压力、调节情绪，使人们在挥洒汗水的过程中找回自信，增强自我效能感。

第六，开放性。开放性指的是终身体育的理念逐渐被更多人接受，体育逐渐渗透到生活、学习、工作等各个领域，成为现代生活方式的重要构成元素。人们逐渐将终身体育理念政策化、措施化，并通过具体的实践措施，凸显体育在各个领域的多元化功能。

终身体育的开放性强调体育作为一种文化现象的重要性，它不仅仅是身体锻炼方式，更是一种生活方式和文化习惯。人们逐渐认识到，体育锻炼不仅可以增强体质，还可以提升生活质量和促进心理健康。通过广泛的宣传和教育，越来越多的人将体育锻炼融入日常生活。

终身体育的开放性，打破了体育活动的原有界限，使其不再专属于专业运动员或体育爱好者，而成为一项全民共享、全民参与的社会活动。从学生到白领、从孩童到老年人，每一个社会成员都能在体育中找到属于自己的舞台。这种广泛的参与性，有利于加深人与人之间的情感联系，增强社会的凝聚力。在学校，体育已被巧妙地融入课程体系中，成为学生成长过程中不可或缺的一部分。通过系统的体育活动，学生从小便培养起对体育的浓厚兴趣，为未来的健康生活奠定了坚实基础。在职场，企业也纷纷行动起来，通过组织丰富多彩的体育活动和提供便捷的健身设施，积极鼓励员工参与体育锻炼，从而以强健的体魄和饱满的精神状态迎接工作中的每一个挑战。社区更成为居民享受体育乐趣、增进邻里情谊的重要场所。通过加入各种体育俱乐部和运动团队，居民不仅丰富了自己的业余生活，还在共同的运动追求中加深了彼此的了解与信任，从而进一步增强了社区的凝聚力与向心力。

随着人们对体育锻炼需求的增加，体育产业呈现出快速发展的态势。从健身房、体育馆、运动场等传统体育设施到运动服饰、健康食品等相关产品，体育产业链不断发展，并带动了相关行业的发展。体育赛事的举办、体育旅游的发展，也为体育产业注入新的活力。在全球化背景下，体育产业还促进了国际交流与合作，推动了体育文化的传播。

体育作为一种综合性的社会现象，与教育、文化、经济等领域有着密切的联系。在教育领域，体育不仅是提升学生身体素质的重要途径，还是学生全面发展的重要内容。在文化领域，体育作为一种文化表现形式，通过赛事、表演、展示等方式，丰富人们的文化生活，传播积极向上的价值观念。在经济领域，体育产业的快速发展，带动了经济增长，也创造了大量就业机会，促进了社会经济的协调发展。

第七，目的性。终身体育的目的非常明确，即引导公众保持定期的体育锻炼来提高身体素质，并根据个人的发展目标，有计划地调整体育锻炼，提升个人的体育素养，改善个人的生活品质。

持之以恒且结构化的体育锻炼，不仅能够显著增强个体的免疫力，还在预防与控制心血管疾病、糖尿病及肥胖等慢性疾病方面展现出卓越成效。体育锻炼通过促进新陈代谢的加速，强化心肺系统的功能，增强肌肉力量，确保身体各系统维持在最佳状态，进而有效降低疾病侵袭的风险。同时，体育活动是心灵的疗愈师，它为人们提供了一个释放压力、调节情绪的出口。在挥洒汗水的过程中，焦虑、抑郁等情绪得以缓解，睡眠质量显著提升，从而促进心理健康。这份由内而外的改变，不仅能增强人们的自信心与自尊心，更能让人们在面对生活与工作的双重压力时，保持一颗坚忍不拔、积极向上的心。此外，体育活动中的团队合作与社交互动，是构建和谐社会关系的桥梁。团队运动展现出的合作、信任、拼搏精神，能够感染人们，并主动培养这种精神。在紧张的生活节奏中，这份来自团队的温暖与支持，无疑为人们的心灵提供了一片宁静的港湾。

个体的身体状况与健康需求会随着年龄的增长发生变化，因此体育锻炼的侧重点与策略也需要适时调整，以满足不同生命阶段的独特需求。在儿童与青少年时期，体育锻炼承担着促进身体全面发育与协调能力提升的重要任务。通过参与丰富多样的体育活动，他们不仅能够促进骨骼与肌肉的构建，还能在实践中培养出受益终身的运动习惯与团队合作精神，为未来的健康生活奠定坚实基础。步入成年阶段，体育锻炼的目的转向心肺功能与肌肉力量的强化，旨在帮助个体维持理想的健康体重与身体机能，以更好地应对来自日常生活与工作的多重挑战。这一时期的体育锻炼，有助于缓解压力，提升整体生活质量。对于老年人而言，体育锻炼则是守护健康、延缓衰老的利器。此时，体育锻炼的目的是维持身体机能的稳定，预防骨质疏松、关节病等老年常见病，并通过增强平衡能力降低跌倒的风险，从而进一步提升晚年的幸福指数与生活品质。

通过参与各类体育活动，人们不仅能增强体质，提高健康水平，还能丰富生活内容，增添生活乐趣。体育活动不仅是身体锻炼的一种方式，还是积极的生活态度和社会互动的一部分。参与体育活动有助于人们结交朋友、扩展社交网络，以及增强社会适应能力。体育活动中的团队合作和竞争精神有助于培养人们的团队意识和合作技能，增进人际关系，促进社会和谐。此外，体育活动还能培养个人的毅力和意志力，帮助人们在面对生活中的困难和挑战时保持积极乐观的态度，从而提高生活质量和幸福感。

为实现终身体育的宏伟蓝图，一系列精心策划的措施与策略亟待实施。首先，加大体育教育与宣传力度，深化公众对终身体育价值的认知。相关主体应借助多元化的媒体平台与广泛的宣传网络，广泛传播体育知识与健康生活理念，点燃公众参与体育锻炼的热情与动力。其次，优化体育设施与场地布局是不可或缺的一环。为应对日益高涨的体育锻炼需求，政府及社会各界应加大投资力度，积极建设更多功能齐全、布局合理的体育场馆与健身场地，为民众提供便捷、高效的锻炼环境。再次，强化体育指导与完善服务体系同样重要。相关主体应组建专业团队，提供个性化、科学化的体育指导与培训服务，助力民众量身订制锻炼计划，并掌握正确的运动技巧，有效预防运动损伤。最后，通过社区、学校、企业等多方协作，举办形式多样、内容丰富的体育活动，吸引更多的人投身于体育锻炼，共同推动终身体育目标的实现。

第八，全民性。终身体育旨在掀起全民参与体育活动的热潮，形成一种全民热衷、终身践行的体育文化风尚。这不仅仅是个体自我追求的体现，更是社会整体进步的象征。终身体育的精髓在于让体育活动无缝融入生活的方方面面，成为生活不可或缺的一部分，其更长远的目标是全面提升民众的身体素质与心理韧性，为他们的全面发展奠定坚实的基础。

终身体育的全民性不是所有人参与同一种或几种体育活动，而是依据个体的生理条件与运动能力，科学规划适宜的体育活动方案。针对不同年龄段及健康状态的人群，需要差异化设置运动类型与强度。具体而言，年轻人因其较强的体能与恢复能力，可参与跑步、篮球、足球等高强度运动，以增强心肺功能与肌肉力量；老年人则更适宜选择散步、太极拳等低强度、低冲击力的运动，以维护身体机能、增强平衡能力与柔韧性。

基础运动项目，如散步、慢跑、瑜伽等，具有高度的普及性与可实施性。此类活动对参与者的体能要求较低，且无须特定场地或复杂设备的支持，因此具有强大的推广潜力。通过参与这些基础运动，民众能够逐步建立起对体育锻炼的积极态度与习惯。随着体能水平的提升，人们可适时引入更具挑战性的运动项目，以进一步促进身心健康。此循序渐进的策略能够有效降低运动损伤的风险，确保体育活动能够持续、有效地进行，从而促进公众健康。

全民健身作为国家倡导的一项全民性体育活动，旨在全面提高国民体质和健康水平。终身体育理念与之不谋而合。全民健身对终身体育理念的传播具有显著的促进作用。通过政府、社区、学校及家庭等多方力量的协同努力，全民健身得以广泛深入社会，营造出全社会共同参与体育活动的良好氛围。同时，媒体的广泛宣传、社区体育活动的广泛开展等进一步增强了公众的健康意识与锻炼动力，为终身体育理念的深入人心提供了有力支持。

5.1.2 终身体育与智能化技术的支持

终身体育旨在鼓励人们在其整个生命周期积极参与体育活动，以促进长期健康。随着智能化技术的发展，其已成为支持这一理念的重要工具。以下详细探讨智能化技术如何支持终身体育的实现。

5.1.2.1 终身体育需要智能化技术的支持

在实现终身体育目标的过程中，智能化技术扮演着不可或缺的角色。智能化技术不仅能够保障个体在不同阶段的健康状态，还能通过提供个性化的运动指导与实时反馈，丰富个体的运动体验，增强锻炼效果。具体而言，智能设备与智能系统具备实时监测功能，能够精准捕捉并分析个体的健康数据与活动状态，进而基于科学分析生成个性化的运动建议。

智能手环、智能手表及健康监测器等智能设备，具备实时追踪健康指标，如心率、步数、卡路里消耗及睡眠质量等能力。这些设备通过收集并整合这些数据，为用户构建专属的健康状况概览，使用户随时随地了解自己的健康状态。智能系统则通过深入分析这些数据，展示用户的运动习惯与健康趋势，及时发现潜在的健康问题，并据此提供个性化的调整建议。例如，在检测到用户心率异常时，智能系统能迅速发出提醒，建议用户调整运动强度，从而有效避免运动不当带来的健康风险。

智能化技术不仅能提供实时健康监测，还能根据用户的具体情况提出个性化的运动建议。利用大数据分析和人工智能，智能系统可以依据用户的年龄、体重、健康状况和运动目标，设计合适的运动计划。例如，针对有减肥需求的群体，智能系统会推荐高强度间歇训练结合有氧运动的方案；针对老年人，智能系统则更倾向于推荐低强度、持续时间较长的活动，如步行或太极拳等。此类个性化的运动规划，旨在引导用户依据系统指导进行科学锻炼，从而有效降低由盲目锻炼引发的伤害风险。

智能化技术依托虚拟教练与在线运动课程平台，为用户带来实时、个性化的运动指导与反馈。用户通过智能设备，能够在家中或任何地点与虚拟教练建立连接，享受量身订制的训练体验。虚拟教练具备高度灵活性，能够根据用户的即时表现动态调整运动计划，并即时提供具有针对性的指导与鼓励，确保用户维持正确的运动姿态与节奏，从而最大化运动成效。

智能系统巧妙融入游戏化设计与社交互动元素，使得运动体验更具愉悦感且充满挑战性。用户借助智能设备，可轻松参与多样化的在线运动挑战，与其他用户一较高下，赢了还能收获丰厚奖励与荣誉。这不仅能激发用户的运动热情，还能增强运动的趣味性与参与感。同时，智能系统支持用户记录并分享运动成果，从而为持续运动提供源源不断的动力。在享受智能化技术带来的便利时，用户的隐私安全同样不容忽视。智能系统需要严格执行安全标准，构建可信赖的数据保护屏障，确保用户数据的安全存储与传输。唯有确保数据安全，智能化技术才能充分发挥其潜力，有效推动终身体育目标的实现。

智能设备与系统的核心功能在于实时监测个体健康与活动状况，提供精准、个性化的运动建议与即时指导，确保体育锻炼的科学性与合理性。通过融入游戏化设计及强化社交互动，智能化技术能显著提升用户参与度，有效激发用户的运动积极性与动力。在严格保障隐私安全的前提下，智能化技术的广泛应用不仅为终身体育理念的深入实践提供了有力支撑，还对公共健康水平的提升产生了积极且深远的影响。

第5章 终身体育与智能化技术的融合

5.1.2.2 智能运动设备的全面影响与进步

智能手表、健身跟踪器和其他可穿戴设备已成为现代体育活动中必不可少的一部分。这些智能化运动器材能够追踪和分析用户的多种生理指标，如心率、步数、卡路里消耗、睡眠模式等。借助这些数据，用户能够获得即时反馈，深入了解自己的运动表现和身体状态，从而更有效地调整和优化自己的运动计划。随着技术的不断进步，智能化运动器材的精确性和功能性也在持续提升。例如，最新的智能化设备不仅能监测基本生理参数，还能利用高级算法预测健康风险并提供订制化的运动建议。这些高级功能极大地增强了智能化运动器材作为支持终身体育的强大工具的能力。

智能手表与健身追踪器等现代科技产品，凭借其内置的精密传感器与先进算法，精准捕捉并记录用户的每一次运动轨迹与数据。其中，心率监测功能实时追踪用户在运动过程中的心率波动，引导用户维持在理想心率区间，有效规避运动过量或潜在的风险。与此同时，步数统计与卡路里消耗计算功能，为用户提供直观的日常活动量概览与能量消耗分析，激励他们朝着既定的每日运动目标稳步前行。睡眠监测功能则详尽记录用户的睡眠质量与模式，并据此提出改善建议，助力用户恢复充沛体力，为接下来的运动挑战蓄能。这种即时、精准的反馈，能帮助用户精准把控运动节奏与强度，有效预防由过度运动导致的身体伤害，确保最大化每一次运动效果。

智能化运动器材对终身教育的支持，不仅深刻体现在其数据监测与分析能力上，还体现在丰富用户体验上。众多智能化运动器材以其简约、直观的界面与操作逻辑，极大地降低了用户获取与理解运动数据的门槛，从而更轻松地享受科技带来的便捷。不仅如此，这些器材还纷纷跟随互联互通的趋势，无缝对接手机应用程序与云平台，使用户能够不受时空限制，随时在手机或电脑上查阅详尽的运动报告。这一变革不仅让数据分析与比较变得深入、细致，更激发了用户对自我运动表现的深度探索与理解。值得一提的是，智能化运动器材还巧妙融入了社交元素，鼓励用户分享运动成果，参与在线运动挑战，不仅能为运动增添趣味性与新鲜感，还能构建一个积极向上的运动社群，成员相互激励，共同进步，形成更加富有动力与乐趣的生活方式。

在健康管理与医疗领域，智能化运动器材日益显现出其重要价值。以智能手表为例，它不仅能够与先进的医疗设备无缝对接，实现对用户关键健康指标的即时监测，还能将这些数据实时传输至医生手中，从而为用户提供精准的医疗指导与干预措施。这一智能化的健康管理模式，不仅促进了医疗资源的优化配置，还进一步增强了公众对自身健康的关注与重视，以及自我健康管理能力。随着科技的不断进步，智能化运动器材的发展前景越发明朗。特别是随着5G技术的普及，智能化设备间的数据传输迎来质的飞跃，实现了更快、更稳定的数据交换，使用户能够随时随地、全面细致地掌握自己的运动与健康数据。同时，虚拟现实与增强现实技术的深度融合，为智能化运动器材带来更多可能。展望未来，智能化运动器材还将不断融合更多前沿的健康监测技术，如基因测序与营养分析等，为用户提供更加全面、个性化的健康管理方案。

5.1.2.3 提升智能化技术平台的服务水平

智能化技术平台在实现终身体育的目标中扮演了关键的角色。该平台利用大数据和人工智能技术，不仅能为用户推荐个性化运动计划，还提供虚拟教练、实时反馈和社交互动等多种服务。为了更有效地支持终身体育，该技术平台需要不断提升其服务质量，扩大其覆盖范围。

在用户界面设计方面，智能化技术平台应重点增强界面的友好性和易用性。界面设计应简洁直观，使用户能够轻松地访问和操作各种功能。通过优化界面布局和导航方式，用户可以更快地找到他们需要的信息和服务。智能化技术平台还应提供个性化的界面设置选项，允许用户根据他们的喜好进行调整，这样能提高用户的使用体验，从而提高他们的满意度。

第 5 章　终身体育与智能化技术的融合

在处理数据与保障用户隐私方面，智能化技术平台急需完善数据安全与隐私防护措施。该平台日常需要处理海量健康与运动数据，更应提高保护用户个人隐私的标准。为此，该平台应积极采纳前沿的数据加密技术，构建坚不可摧的数据安全防线，确保用户数据在传输与存储的每一个环节都免受侵害。该平台还应严格恪守相关的隐私保护法律法规，制订详尽且清晰的数据使用政策，明确界定用户数据的合法使用范围与授权条件，确保每一份数据的使用都正当且经过了用户明确的同意。为了赋予用户对其个人数据的所有权，该平台应开发并提供便捷的数据自主管理功能，让用户能够随时随地查阅自己的数据使用情况，并根据个人意愿进行调整，真正实现数据的透明化管理与用户所有权的回归。

智能化技术平台的核心驱动力在于精心构建并不断拓展其健康与运动数据库。一个既全面又详尽的数据库，是智能化技术平台向用户提供个性化、精准服务的关键。因此，该平台需要致力数据库的扩充与更新工作，力求纳入更多元化的健康指标、运动类型以及训练方法，以满足用户日益增长的多样化需求。为了实现这一目标，该平台应积极寻求与业内权威的健康机构及体育组织的深度合作，获取最新的健康与运动科研成果，确保数据的丰富性与权威性。该平台还应开放其接口，支持多种数据来源的无缝接入，包括可穿戴设备、智能手机应用程序以及各类健康监测设备，从而汇聚更广泛、更精确的健康数据，为用户打造全方位、立体化的健康数据支持体系。

智能化技术平台通过支持更多种类的体育活动，满足用户的个性化需求。除了常见的体育训练和指导，该平台还融入了户外探险、团队竞技和休闲活动等项目。这样多样化的选择能够吸引更广泛的用户群，并激励他们长期参与体育活动。在这一过程中，平台的虚拟教练功能尤为突出。凭借精准的数据分析，虚拟教练能够针对用户的具体情况调整训练内容，确保训练既安全又有效。该平台还具备社交互动功能，允许用户与同好者分享经验，参与在线挑战或竞技活动。这种社交功能通过构建支持性的社区环境,增强了用户的参与感和归属感。用户通过这样的平台,能够更快地形成和保持积极、健康的生活方式。

5.2 智能设备在促进全民运动中的作用

智能设备,如智能手表、智能手环,通过提供便捷的健康监测和运动指导,能够使人们更科学地管理自己的运动计划。这些设备实时记录运动数据和生理指标,并据此提供个性化的反馈和建议,帮助用户设定并实现运动目标。智能设备还能通过社交互动和虚拟挑战,增强运动的趣味性和互动性,从而激发人们的运动热情。随着技术的进步,智能设备在促进全民运动中的作用日益显著。

5.2.1 智能化设备促进全民参与

5.2.1.1 智能设备的普及

智能设备的普及是近年来科技发展的一个显著特征,它们正在改变人们的工作方式、学习方式以及日常生活。从智能手机、智能手表到智能家居系统,智能设备已深入人们生活的方方面面。

随着智能手机功能的日益强大,用户不仅可以通过语音和文字进行即时通信,还可以通过社交媒体、新闻客户端等应用程序随时随地获取全球信息。此外,智能手机的应用程序的在线支付、电子票务、健康监测等功能,极大地提升了人们的生活效率和质量。智能手表作为可穿戴设备的代表,其功能也在不断完善。除基本的时间显示之外,还集成了心率监测、运动追踪、睡眠分析等健康管理功能。通过与智能手机的连接,智能手表还可以显示手机通知,允许用户在不拿出手机的情况下快速回复消息,为人们提供了极大的便利性。

通过智能家居平台,用户可以远程控制家中的灯光、温度、安防系统等。这些系统通常可以通过智能手机应用程序进行操作，甚至可以通过语音助手进行语音控制。智能家居不仅提高了居住的舒适性和便利性，还有助于促进节能减排和可持续生活方式的发展。智能设备的普及还带动了大数据和人工智能技术的发展。智能设备通过收集、分析用户的使用数据，来优化设备性能和用户体验。例如，智能空调可以根据用户的活动模式和偏好自动调整温度，智能音箱可以根据用户的音乐品位推荐相似歌曲。

随着智能设备的普及，健康数据如心率、睡眠质量和卡路里消耗不断增加。为保护这些数据不被未受权访问或滥用，智能设备制造商和服务提供商应采取加密处理等措施，确保数据在传输和存储过程中的安全。此外，用户应有选择更高级别加密保护的权利，以充分保护个人隐私。智能设备和相关应用程序必须设定严格的访问权限，仅受权人员和系统可访问健康数据。为进一步增强数据访问的安全性，设备制造商和服务提供商应定期更新安全协议，并明确告知用户数据的收集、使用及共享情况，通过透明的隐私政策让用户了解数据处理方式，以便做出明智的使用决策。用户也应能随时查看、修改和删除自己的数据，确保对个人数据的管理权。

5.2.1.2 增强运动参与的便捷性

随着智能化技术的迅速发展和广泛应用，人们参与体育运动的方式正在经历一场革命性的变化。智能设备的普及，极大地增强了运动参与的便捷性，不仅改变了人们的运动习惯，还使运动参与变得更加简单和高效。智能设备的主要优势在于它们能无缝融入用户的日常生活。它们通常配备高级传感器和算法，能自动监测、记录及分析用户的生理和活动数据。整个过程完全自动化，用户只需在日常活动或专门的运动训练中佩戴设备。智能设备对运动数据的即时处理与反馈也是增强运动参与便捷性的表现。现代智能设备拥有先进的数据处理功能，能即时分析收集的数据并提供实用的健康及运动建议。例如，一些智能手表能根据用户的心率和运动强度实时调整运动建议，确保用户在安全范围内最大化锻炼效果并减少受伤风险。对于上班族而言，智能设备不仅能帮助他们有效利用零碎时间进行健身，还能通过提供的健康数据，帮助他们在繁忙的生活中保持活力与健康。

5.2.1.3 激发运动兴趣和动力

智能化技术正在重塑人们的运动习惯，激发人们的运动兴趣。在当今数字化、网络化的时代，智能设备已经成为日常生活的一部分。它们不仅能提供实时的数据反馈，还能通过各种互动和个性化功能，极大地提升用户的运动体验，从而有效地激发用户的运动兴趣和动力。

智能设备能够将监测到的运动表现即时反馈给用户。这种即时的数据反馈不仅能使用户实时调整自己的运动强度和持续时间，还能使用户直观地看到自己每次运动后的成效，增强了运动的可衡量性。步数增加和跑步速度提高的可视化展示，有利于人们形成一种强有力的心理激励，激发他们继续努力，挑战更高的目标。通过分析收集的数据，智能设备可以推荐符合用户当前健康状况和运动水平的运动类型和强度，甚至一些智能运动设备通过学习用户的行为模式，能够预测用户的运动意愿，并在适当的时机推送激励消息或提醒用户进行运动，有效引导用户保持运动习惯。多数智能设备和应用程序支持用户将运动成绩分享至社交网络，或与其他人一起参与虚拟运动挑战。这种社交互动不仅能够增强运动的趣味性，还能够通过社区的支持和鼓励，增强用户的动力和参与感。完成团队挑战或刷新个人纪录后，用户通常会收到来自朋友和同好者的祝贺和鼓励，这种正面反馈也是保持运动兴趣和动力的重要因素。

5.2.2 智能设备提供个性化运动指导与反馈

5.2.2.1 个性化数据分析与运动指导

智能设备通过内置的多种传感器实时监测用户的生理和运动数据。这些数据是评估用户健康状况和运动效果的重要参数。智能健康平台借助先进的大数据分析技术和人工智能算法，能够对收集到的数据进行深入分析，且这种分析综合了用户的活动数据、健康历史、生活习惯及其他相关健康指标，由此，用户可以获得关于自己身体状态和运动表现的即时反馈，这对调整运动计划和增强运动动机具有重要作用。

个性化运动指导的核心价值在于根据每个用户的具体情况制订科学的运动方案。例如，对于心血管疾病患者，智能设备将推荐低强度的有氧运动，如快走或慢跑，并实时监控心率，确保运动的安全性。对于处于恢复期的运动员，智能设备会根据其康复进度调整运动量和强度，帮助其科学地恢复体能。这种方法通过精确调整和个性化支持，极大地增强了运动计划的吸引力和效果，从而促使用户保持运动热情，进而促进用户形成长期的运动习惯。

5.2.2.2 动态运动反馈与调整机制

智能设备提供动态运动反馈，通过实时数据分析和提示帮助用户即时调整运动强度和方式。智能设备大多装备了高精度传感器，能够监测心率、步频、步幅、速度等多种数据，并通过复杂算法进行分析。如果分析发现运动强度过大或动作不规范，设备会立即发出提示，指导用户调整运动方式。

智能设备不仅能在运动过程中提供实时反馈，还能通过设定运动目标、颁发成就徽章和发送激励消息等方式，增强用户的运动积极性和持续性。智能设备根据用户的历史数据和当前状态推荐适宜的运动目标，用户完成后则会通过颁发虚拟勋章或发送鼓励信息等形式提供正面反馈，从而进一步助力用户形成持久的运动习惯。

智能设备不断收集和分析用户数据，逐步了解用户的运动习惯和健康状况，从而为用户提供越来越精准和个性化的建议。随着时间的推移，智能设备能建立用户的健康档案，记录用户每次运动的详细情况和反馈结果。这不仅能帮助用户更好地了解个人的身体状况，还能为专业的健康管理提供科学依据。

针对团队，智能设备能将个体运动数据汇总分析，为整个团队提供全面的健康管理方案。例如，在团体运动中，教练可以利用智能设备监测每位队员的训练情况和身体状态，及时调整训练计划以提升团队整体表现。针对企业健康管理，智能设备能帮助公司掌握员工的健康状况，并据此制订科学的健身计划，举办丰富的健康促进活动，从而提升员工的健康水平。

5.2.2.3　长期跟踪与效果评估

健康管理的目标是能够执行持续跟踪与效果评估。智能设备和智能健康平台的运用有利于这两个目标的实现。与传统健康管理依赖定期体检不同，智能设备能够持续记录用户的运动数据，确保数据的连续性和完整性，并定期生成健康报告，展示用户的运动进展和健康改善情况。定期的健康报告不仅有助于用户自我监督和管理，也是用户与医生或健康管理师沟通的重要依据。这种持续跟踪和效果评估，有利于为用户提供科学的运动指导，支持用户实现长期健康的目标。具体来讲，智能设备能够连续记录运动数据、心率、睡眠质量等健康指标，使健康管理更全面、更准确，及时发现并干预健康问题。例如，智能手环监测到异常心率时会立即警报，促使用户检查健康或调整运动强度，降低健康风险。

智能健康平台不仅能记录数据，还能深入分析数据。智能健康平台通过对比不同时间段的健康数据，识别运动方案的效果和不足，据此提供科学调整建议。若健康报告指出用户存在运动量不足或过度的情况，智能健康平台将根据健康目标和当前状态调整运动计划，推荐适宜的运动项目和强度。这种动态调整机制有利于确保运动计划的科学性和有效性，帮助用户优化运动方案，实现长期健康目标。

智能设备通过大数据分析和人工智能算法预测用户健康趋势，识别潜在健康风险。智能健康平台分析睡眠质量、心率变化及运动数据，预测疲劳程度和压力水平，并提供健康建议。若发现用户健康指标持续不佳，如长期高心率或睡眠不足，智能健康平台将发出预警，建议健康检查或生活方式调整，以防健康问题恶化。这种主动健康管理方式改变了传统被动模式，使用户能在问题出现前采取预防措施，维持健康。

在企业、学校等集体环境中，智能设备和智能健康平台能汇总并分析群体健康数据，为集体健康管理提供科学依据。例如，企业可以利用智能健康平台了解员工的健康状况和趋势，制订促进健康的计划，提升员工健康水平。学校可以通过智能健康平台监测的学生体质和健康情况，制订科学的体育和健康教育计划，促进学生身心发展。

5.2.3 智能化设备增强社交功能与社区支持

5.2.3.1 社交网络的整合

智能健康平台整合社交功能，让用户能与朋友、家人及其他运动爱好者互动交流，包括分享、点赞、虚拟运动挑战和比赛，帮助用户展示运动成绩并获得认可与鼓励。用户可以通过社交网络找到拥有共同运动兴趣和目标的人，从而形成积极的运动社群。用户可在社交网络中分享运动成绩和健康进展，从而获得社会认可，进而增强自信和成就感，设定更高目标。

通过社交网络，智能健康平台可组织虚拟运动挑战和比赛，增加运动乐趣并激发更多人参与。例如，该平台可以发起月度步数挑战，参与者可见彼此进展，促进良性竞争。研究显示，同伴压力和榜样效应能显著促进运动参与。受朋友和家人积极运动的影响，用户积极加入运动行列，并将运动转变为社交活动和生活方式。在运动中遇到困难时，用户可通过社交网络寻求支持。这种互助有助于增强心理韧性和持续动力。智能健康平台汇集运动、健康饮食、心理健康等内容，用户可学习新的运动方法和健康知识，以提升运动效果和健康管理水平。这种知识共享促使平台成为运动和健康的综合社区。

社交网络在智能健康平台中起到促进用户养成长期运动习惯的作用。研究显示，保持长期的运动习惯需要内在动机与外在支持和激励的共同作用。用户在社交网络上的每次分享和互动都有助于进一步增强他们对运动的依赖和热爱。这不仅能提升他们的健康水平，还能推动社会层面的健康运动风潮。

社交网络的整合为智能健康平台提供了丰富的数据资源。依据用户的互动和行为数据，平台能进一步优化功能和服务，以提升用户体验。数据分析能够识别受欢迎的运动挑战和内容，有针对性地推出新活动和内容，满足用户的多样化需求。这种数据驱动的运营模式能够提高用户黏性，并为健康管理和体育运动研究提供重要数据支持。

5.2.3.2 社区体育活动的组织与管理

智能设备和智能健康平台的大数据分析功能，可以全面掌握社区成员的健康状况和运动需求。这些平台通过收集并分析居民的运动数据、健康指标和生活习惯等，构建详尽的健康档案和运动画像，从而制订符合科学的社区体育活动计划。例如，针对老年人较多的社区，可以组织低强度运动，如健步走和太极；针对年轻人多的社区，可以策划篮球赛、足球赛等高强度运动。这种基于精准需求分析的活动策划，能更有效满足居民的健康需求，提高居民的参与度和满意度。

居民可通过智能设备报名参加社区体育活动，并实时接收活动信息与通知。这一数字化管理简化了传统纸质报名的流程，提高了活动组织效率以及居民参与意愿。活动前，智能设备及时推送通知，确保居民掌握活动地点、时间及注意事项，避免由信息不对称导致的缺席或迟到。活动中，智能设备实时监测并记录居民的运动数据，提供即时反馈和指导。居民佩戴智能手环或使用手机应用，监测心率、步数、卡路里消耗等数据，智能健康平台据此提供个性化的运动建议和调整指导，帮助居民科学锻炼，预防运动伤害。这种实时监测和反馈不仅保障了运动安全，还提升了居民的参与积极性和持续性。

智能健康平台通过收集和分析活动数据，可以评估活动效果和居民参与度，发现不足，并提出改进建议。通过分析参与人数、运动数据和反馈，智能健康平台了解不同活动的受欢迎程度和参与度低的活动，据此调整计划和优化安排。这种数据驱动的管理提升了社区体育活动的质量和效果，为未来活动策划提供支持。社区体育活动有利于居民增强体质，提升健康水平，同时在活动中结识新朋友，增进社区交流。智能健康平台具备社交功能，居民可通过分享运动成果和活动体验进行互动，从而增强归属感和凝聚力。设置团队挑战和积分奖励等机制，能够鼓励居民组队参与，形成竞争和协作氛围，促进社区和谐与团结。

社区体育活动的组织与管理是提升居民身体健康水平及构建和谐社区的关键。智能设备和智能健康平台通过大数据和智能化管理，精准把握居民需求，科学安排活动，从而提升居民的参与度和满意度。同时，智能设备和智能健康平台通过实时监测、数据评估、社交互动和奖励机制等功能，可增强活动效果，增强社区凝聚力和向心力。

5.2.3.3 跨平台协作与资源整合

跨平台协作的重点是智能健康平台与医疗机构的无缝对接和深度合作。这种对接和合作能够使智能健康平台访问用户的医疗记录和健康评估，从而提供全面的健康管理服务。智能健康平台通过整合这些数据，提供个性化的健康建议和管理方案，增强健康评估的精准性。此外，智能健康平台与医疗机构的合作还能增强平台的科学性和专业性，提升用户的信任度和依赖性。医疗机构利用智能健康平台实时监控患者状况，即时调整治疗策略，从而提高服务效率和效果。

智能健康平台与健身中心、瑜伽馆、游泳馆等合作，能够整合资源，为用户提供运动便利。用户在平台设定运动计划后，可预约附近健身中心，接受专业训练和指导。健身教练则通过平台访问用户的健康数据和运动计划，提供个性化的训练方案和专业指导，增强运动的科学性和安全性，以提升用户体验。

跨平台协作与资源整合也涉及与其他健康管理系统的对接。智能健康平台与健康应用、营养管理系统、心理健康服务平台合作，能够构建一体化的健康管理生态系统。例如，与营养管理系统对接后，智能健康管理平台能够根据用户的饮食记录、运动数据和健康目标，提供个性化的饮食建议和营养评估。心理健康服务平台提供评估和咨询，旨在维护用户的心理健康和情绪稳定。与该平台对接，能够完善智能健康平台的功能，提升该平台的价值，为用户提供一站式健康管理服务，简化多平台管理的复杂性。智能健康平台通过整合各方资源，精准识别用户的健康需求，为用户提供科学和个性化的健康管理方案。

跨平台协作与资源整合促进了健康数据的互联互通与共享。智能健康平台与合作方的数据对接构建了庞大的健康数据网络，支持个体健康管理及公共卫生研究、健康政策制订和医疗服务优化。智能健康平台分析用户的运动数据和健康状况，识别社区健康问题和趋势，从而提出有针对性的干预措施，提升全民健康水平。

未来，跨平台协作与资源整合将进一步深化，智能健康平台的功能将得到进一步扩展，协作方式更多样化。积极探索前沿技术和协作模式，提升健康管理效率，创新研究和实践推动平台，是实现健康促进和社会福利的重要途径。

5.3 案例分析：智能化技术在终身体育项目中的应用

在现代社会，随着科技的迅猛发展，智能化技术已深刻影响了体育教育和健康管理领域。凭借智能设备和智能健康平台，体育活动不再仅限于传统的锻炼模式，而是转向更加科学、个性化和数据驱动的方向。智能化技术的应用，不仅增强了运动效果和安全性，还为终身体育理念的实施提供了强有力的支持。本节将通过具体案例分析，探讨智能化技术如何在实际的终身体育项目中发挥作用，助力全民健身和健康管理。

第5章 终身体育与智能化技术的融合

5.3.1 案例一

在终身体育理念的指导下,智能化技术的应用显著推动了教育目标的实现。以重庆市人民小学为例,该校利用智能健康平台定期向家长发送学生体育健康报告及运动建议,从而增进家长对孩子体育学习的了解,并鼓励家庭支持孩子的体育锻炼。这一策略不仅增强了体育教育的效果,还助力学生培养终身运动习惯。

重庆市人民小学的智慧校园体验馆通过展示智能化技术的应用成果,让更多的学校看到智慧教育的潜力和未来。随着《教育信息化2.0行动计划》的深入推进,越来越多的学校将加入智慧体育的行列,积极引入智能化设备和信息化管理系统,全面提升教育质量,促进学生全面发展。在重庆市人民小学,智能体测设备的引入,标志着体育教学从传统的经验导向向数据驱动转变。智能设备能实时收集学生的体质数据,包括肺活量、身高、体重及立定跳远等。这些数据不仅提供准确的体质健康分析,还使制订个性化体育锻炼计划成为可能。重庆市人民小学的智慧课堂整合了教学各阶段,优化了教学过程。例如,课前,教师利用智能化平台分析学生的体质健康数据;课中,智能设备实时监控学生的运动表现和身体反应,允许教师根据实时数据调整教学策略;课后,智能设备自动记录学生的运动数据和学习进展,为下一课程准备提供支持。这种模式使得体育学习更具个性化,每个学生都能在教师的指导下进行适合自己的体育锻炼,这不仅能提升学生的体质,还能培养学生的终身体育意识和运动习惯。智慧课堂的实施显著提升了学生对体育运动的兴趣和参与度,使体育活动成为学生生活的重要部分。

智能化技术在终身体育项目中显著增强了人们的体质。某社区引入了一套智能健身系统。该系统包括智能健身器材和与之配套的手机应用软件。智能健身器材上安装了传感器等设备,可以实时记录使用者的运动数据,如运动时间、次数、消耗的卡路里等。这些器材还具备互动功能，如智能跑道能通过人脸识别技术，在使用者经过时自动记录其运动时长、速度等信息，并在大屏幕上显示，让使用者对自己的运动情况一目了然。居民可以将手机与这些智能器材进行连接，通过手机应用软件查看自己的详细运动记录和分析报告。应用软件还会根据居民的运动目标和身体状况，提供个性化的运动建议和训练计划。智能健身系统具备社交功能，居民可以在应用软件中加入社区的健身群组，与其他居民进行互动、竞赛和分享。社区也会定期组织线上或线下的健身挑战活动，从而增强运动的趣味性，提升居民的参与度。以居民小张为例，他想要提高自己的耐力和健康水平，手机应用软件通过分析他的运动数据为他制订了每周三次的慢跑和力量训练计划。小张可以随时查看自己的运动进度和效果。同时，他通过应用软件中的社区群组，结识了一些有共同目标的邻居，他们经常一起参加社区组织的健身挑战活动，互相鼓励和监督，使运动变得更加有趣和有动力。小张逐渐养成了定期运动的习惯，真正将体育融入自己的日常生活，实现了终身体育的目标。这样的智能化健身系统为社区居民提供了更加科学、有趣、便捷的运动方式，有助于激发居民的运动热情，促进他们养成长期运动的习惯，推动终身体育目标的实现。

5.3.2 案例二

近年来，河北省邯郸市通过科学规划和统筹安排，积极提高全民健身的智能化水平，不断满足人民群众日益增长的健身需求，努力构建更高水平的全民健身公共服务体系。这一过程中的成功经验为智能化技术在终身体育中的应用提供了宝贵借鉴。

2023年，邯郸市大力推进体育惠民工程，以显著的成效谱写了惠民工程的新篇章。通过建设足球场、多功能运动场地、健身步道和体育主题公园，以及更新扩建健身路径，邯郸市超额完成省定任务目标。基础设施的建设为市民提供了多样化的健身场所，并促进了智能化健身设备的安装与应用。智能设备的引入为邯郸市民带来了全新的健身体验和服务模式。例如，健身步道和体育主题公园中安装的智能健身设备可实时监测运动数据，如步数、心率和卡路里消耗等，并通过无线网络将数据传输至健身管理平台，最终生成运动报告，使用户轻松获取和了解自身的运动状况。

邯郸市推出的24小时智能健身驿站提供包括有氧训练区和无氧训练区在内的多功能区域，增强了便民性和智能性。在24小时智能健身驿站，智能跑步机和智能单车等能实时监测用户的运动状态，并根据用户的身体状况和运动目标提供个性化的锻炼建议。邯郸市通过引进社会资本，大力推进智能健身驿站和室外智能健身房的建设，提供全天候的健身服务。这些智能化设施通过全民运动与健康数据平台实现对运动数据的实时监测和分析，每次锻炼数据都会被记录和分析，并生成个性化的运动报告和健康建议，帮助用户避免运动损伤并提高锻炼效果。

24小时智能健身驿站的建设显著提升了市民的运动体验，并丰富了智能化技术在终身体育中的应用经验。在智能健身驿站内，智能设备能帮助用户进行科学锻炼，实时监测运动数据，并根据数据调整锻炼方案。这种科学锻炼方式不仅有利于提高用户的健康水平，还有利于培养用户的终身体育意识，促使他们持续进行体育锻炼，维持健康的生活方式。

智能设备还在邯郸市体育赛事中发挥关键作用。2023年，借承办河北省第十六届运动会之机，邯郸市斥巨资新建和改造大型综合场馆及赛事场馆，配备先进智能健身设备，以提供高质量运动服务。这些智能设备的应用提升了赛事的组织和管理水平，为市民提供科学的健身指导。例如，场馆内的智能跑步机、智能单车等设备能实时监测运动员和市民的运动状态，并为他们提供个性化的锻炼建议和指导，帮助他们科学锻炼，避免运动损伤，提高锻炼效果。

邯郸市在全民健身设施的多元化供给上实现了创新，引入了康复健身设施和儿童趣味健身设施，推动了健身设施的适老化和适儿化。康复健身设施为老年人和需要康复训练的人提供了科学的健身指导。智能康复健身设施能实时监测用户的运动状态和身体反应，从而为用户提供个性化的康复训练方案，帮助用户进行科学康复训练，提高康复效果。这种智能化康复训练方式不仅能提升康复训练的效率，还能增强用户的康复信心和积极性。儿童趣味健身设施为儿童提供了安全、科学且有趣的健身体验。儿童趣味健身设施通过游戏化设计吸引儿童，激发儿童的运动热情。这种设施可以实时监测儿童的运动状态和身体反应，为儿童提供个性化的运动建议和指导，帮助儿童科学锻炼，避免运动损伤。这不仅有利于提高儿童的体质，还有利于培养他们的良好运动习惯和终身体育意识。

第 6 章　智能化转型的前沿探索

随着智能化技术的不断发展，医疗健康领域正在经历深刻的变革。新兴智能化技术正在改变健康管理和运动医学实践。本章探讨这些新兴智能化技术在医疗健康领域及体医融合中的应用，并分析这些技术对未来健康促进的影响。

6.1 新兴智能化技术在医疗健康领域的应用

新兴智能化技术在医疗健康领域的应用范围广泛。这些技术在运动医学和健康评估方面发挥重要作用，并给运动监测、健康管理、运动康复等多个方面带来变革。通过应用这些技术，智能设备和数据分析平台应用这些技术，可为用户提供精准的健康评估结果、个性化康复方案及实时运动监测数据，从而提升医疗服务的科学性和效果。本节详细探讨这些技术在医疗健康领域的具体应用及深远影响。

6.1.1 人工智能系统在运动医学与健康评估中的应用

6.1.1.1 运动损伤的精准诊断与预测

通过对运动参与者训练和比赛数据的分析，人工智能系统不仅能识别受伤风险，还能为运动医学专家提供科学依据，帮助他们及时调整运动计划，从而预防运动损伤，提高运动参与者的健康水平和竞技表现。

人工智能系统通过复杂算法和深度学习模型处理并分析大量运动数据，这些数据包括运动参与者的生理指标（如心率、肌肉活动、电生理信号）和运动模式（如动作姿态和运动负荷），从而分析这些数据，识别出训练和比赛中可能的异常情况，如肌肉疲劳和关节负荷过大。在运动参与者的训练过程中，人工智能系统通过持续监测和实时分析数据，迅速评估运动参与者的疲劳程度和运动负荷。例如，通过分析心率和肌肉活动数据，人工智能系统能判定运动参与者是否达到身体的极限或需要调整训练计划。此外，人工智能系统通过摄像头和传感器能捕捉每个运

第6章 智能化转型的前沿探索

动细节，进行三维重建，从而识别动作中的微小错误，并提供即时反馈信息，帮助运动参与者调整姿态、降低伤害风险。人工智能系统还在预测运动参与者伤病风险方面发挥关键作用。通过分析历史数据和实时数据，人工智能系统能识别伤病风险因素，如运动员的训练负荷和肌肉疲劳，预测肌肉拉伤或关节损伤的可能性。这为运动医学专家采取预防措施、调整训练计划提供了有力的数据支持。

人工智能系统通过深度学习模型不断增强分析能力。随着数据量的增加，人工智能系统能通过自我学习发现新的模式和规律，提供更准确和个性化的建议。例如，通过分析不同运动参与者的生理数据和运动数据，人工智能系统能识别运动参与者的个体差异，并为他们制订个性化的训练和恢复计划。这种个性化建议可以显著提高训练效果，帮助运动参与者在安全的前提下达到最佳状态。在实际应用中，人工智能系统在各类运动项目中展现出强大功能。在足球、篮球、田径等项目中，人工智能系统通过实时监测和分析数据，提供精准的训练建议和伤病预防措施。例如，在足球比赛中，人工智能系统通过分析球员的跑动轨迹和心率变化，能够识别其疲劳程度，并向教练提供相应的建议。在田径训练中，人工智能系统通过分析参与者的步态和肌肉活动数据，制订个性化训练方案，从而提高他们的速度，增强他们的耐力。

传统的运动损伤诊断主要依赖医生的经验，尽管多数情况下有效，但依然存在局限性，如主观性强、易受外界因素影响等。随着人工智能技术的发展，运动损伤诊断领域实现了新的突破。人工智能技术通过分析大量历史数据，建立科学、客观的评估模型，能够发现受伤迹象，并提供精准的预测结果和预防措施。例如，人工智能系统通过分析运动员的肌电图数据，可识别肌肉疲劳的早期信号。肌电图记录肌肉电活动，监测肌肉电信号变化，揭示肌肉状态和运动疲劳程度。人工智能系统分析这些数据后，能识别疲劳迹象，及时提醒运动员和教练员采取必要的调整措施，防止过度疲劳导致的运动损伤。此外，人工智能系统还能通过建立预测模型，预测肌肉在高负荷训练下的受伤风险。通过学习和分析大量运动员的训练数据，人工智能系统能发现肌肉受伤的规律和趋势，从而精准预测特定训练条件下某运动员的肌肉受伤风险。这种精准的预测能力有助于教练员合理安排训练计划，减少受伤发生，更大地提高运动员的训练效果和竞技水平。相较于传统经验依赖型诊断，基于人工智能系统的运动损伤预测具有以下显著优势。

第一，人工智能系统通过处理和分析大量数据发现规律和模式，能极大提高诊断的准确性和可靠性。传统诊断方法受限于医生的个人经验和能力，容易出现误诊或漏诊，而人工智能系统能克服这些局限，提供更科学、更客观的诊断结果。第二，人工智能系统能实时监测和分析运动员的生理数据，及时发现潜在健康问题并提出预防和干预措施。传统诊断方法通常需要等到症状出现后才能进行诊断，人工智能系统则能在症状出现前预警，有助于提前预防和治疗。第三，人工智能系统还能为运动员提供个性化的健康管理方案，根据运动员的个体差异和特点，制订有针对性的训练和休息计划，最大限度地减少运动损伤的发生。第四，传统诊断方法往往采用一种通用的标准化方案，无法考虑到每个运动员的特殊情况，而人工智能系统通过个性化数据分析和预测，为每位运动员订制健康管理方案。

传统训练计划通常基于固定标准，缺少对运动员实际状态的实时反馈。人工智能系统通过实时监测运动员的生理和运动数据，能够动态调整训练计划。例如，当检测到运动员关节负荷过大时，人工智能系统会建议降低训练强度或增加休息时间，以预防关节损伤。这种动态调整能有效降低受伤风险，从而帮助运动员在安全范围内提升训练效果和竞技水平。

人工智能系统能根据每位运动员的体质、运动习惯和训练强度等，提供个性化的风险评估和预测方案。系统通过建模和分析运动员的历史数据，识别运动员的身体弱点和易受伤部位，并重点关注这些部位。例如，对于有膝盖受伤史的运动员，人工智能系统会监控其膝盖的运动负荷和生理反应，及时提醒潜在的受伤风险，从而显著增强运动损伤防控的精确性和有效性。

对于已受伤的运动员，人工智能系统会分析其康复数据以制订科学的康复计划，并实时监控康复进展。通过分析康复训练中的肌电图和关节运动数据，人工智能系统会评估康复效果并根据实际情况调整康复方案，确保康复的科学性和有效性。这种智能化康复指导不仅能缩短康复周期，还能提高康复质量，减少复发风险。

通过收集和分析大量运动数据，研究者能深入了解运动损伤的发生机制和影响因素，揭示运动损伤的早期预警信号和预防策略。这些研究成果为运动医学提供科学依据，推动运动损伤管理的技术进步和方法创新。

6.1.1.2 个性化运动康复方案

运动康复利用运动和锻炼改善身体功能，并对多种疾病和伤害，如骨折、肌肉拉伤、慢性疼痛及关节疾病等，有促进康复的作用。其核心目标是通过增加运动量、提升锻炼质量，增强身体的恢复能力。具体应用于以下常见疾病和伤害的治疗。

第一，骨折和骨裂。运动康复通过逐步增加运动量和扩大活动范围，加速骨折或骨裂的愈合。

第二，肌肉拉伤和韧带损伤。运动康复能帮助恢复肌肉和韧带功能，增强其稳定性和灵活性。

第三，关节疾病和退化性疾病。运动康复通过增强关节的灵活性和稳定性，加强周围肌肉力量，有效减轻疼痛和炎症，改善关节功能。

第四，心血管疾病。有氧运动有助于促进心血管健康，降低血压和血脂，减少患心脏病的风险。

人工智能技术在骨折和骨裂患者的康复过程中扮演着关键角色。通过监测骨愈合程度，人工智能系统能适时调整康复计划，逐步增加运动量，确保康复进程循序渐进，避免二次伤害。实时反馈机制使得康复方案随着患者的恢复进度实时调整训练强度和内容。

在肌肉拉伤和韧带损伤的康复中，人工智能通过精细分析患者的肌肉及韧带情况，制订个性化的渐进式锻炼计划。该计划旨在增强肌肉韧带的稳定性与灵活性，并通过连续监测确保训练在安全有效的范围内进行。当系统侦测到肌肉疲劳或韧带负荷过大时，会自动调整训练强度，增加休息时间，预防损伤加剧。

对于关节疾病及退化性疾病患者，人工智能通过分析关节活动数据和生理指标，制订个性化的促进关节灵活性和稳定性的康复方案。根据患者的具体状况，人工智能推荐合适的运动类型和强度，从而有效减轻疼痛、改善功能，并通过实时监测提供关节运动和负荷的即时调整建议，确保训练安全有效。

对于心血管疾病患者，智能设备，如心率监测器能持续追踪和分析心率、血压及运动数据。这些数据上传至云端由人工智能分析处理，从而为患者制订个性化的有氧运动方案。人工智能根据患者的心血管状况推荐运动强度和类型，并在运动过程中实时调整，以保障运动安全和有效性。

6.1.2 物联网在运动监测与健康管理中的应用

6.1.2.1 实时运动与健康监测

健康监测设备种类繁多，涵盖智能手环、智能手表、智能体重秤等。这些设备通过精密的传感器，记录用户日常的步数、心率、睡眠质量、血压等健康指标，以及运动距离、消耗卡路里等运动数据。这些数据不仅能帮助用户对自己的身体状况有更细致的理解，而且能通过与应用程序或在线平台的对接，生成详细的健康分析报告，为健康管理提供科学依据。

通过持续监测，健康监测设备能帮助用户准确了解自己的日常活动水平、睡眠质量和心率变化。例如，智能手环通过记录每日步数和运动时间，帮助用户监测每日活动量是否达标，不足时即时提醒增加运动量。智能手表能监测心率变化，心率异常时发出警报，提醒用户及时响应。一些智能手表和智能手环还能监测睡眠周期和深度睡眠情况，从而提供睡眠质量反馈及改善建议。如果用户的深度睡眠不足，会建议其调整作息和改善睡眠环境，以提升睡眠质量。通过这些综合数据，用户可以全面评估自身的健康状况，并根据需要调整生活方式，如增加运动量或改善睡眠习惯，促进整体健康。

健康监测设备通过目标设定和实时反馈机制，显著提升了用户对身体状况的认知及自我激励能力。健康监测设备允许用户根据个人健康需求设定步数或运动时间目标。例如，用户设定每日 10 000 步目标，设备将实时追踪步数并在接近目标时发出提醒，完成目标后则提供鼓励，从而增强用户的成就感和满足感。此外，多数健康监测设备具备社交功能，支持用户与朋友、家人或其他用户进行运动比较和挑战，如步数挑战。通过与他人的运动比较和挑战，用户会更加关注自身健康，努力提升运动表现。这种结合目标追踪和社交互动的健康管理方式，不仅有助于促进个人积极行为的培养，还有助于维持健康的生活方式，推动整体健康水平的提升。

健康监测设备作为科学的健康管理工具，不仅能帮助用户设定目标、维持积极行为，还能促进健康管理的深化和积极生活方式的形成。通过分析大量健康数据，可揭示潜在的健康问题和流行病趋势，为公共卫生部门提供制订或调整健康政策的依据，进而改善公共健康状况。此外，健康监测设备在健康教育和宣传方面也具有重要作用，通过数据分析报告向公众传递科学的健康知识和生活方式建议，有效增强公众健康意识和自我管理能力。

6.1.2.2 远程运动指导与健康管理

远程运动指导与健康管理侧重通过便捷的检测仪器实时监控健康状况。用户健康数据通过网络传输至后台服务器，服务器分析这些数据后提供评估、提醒及建议,并建立健康档案。这一全面的监控与管理方法,不仅能及时揭示健康问题,还能为长期健康管理提供科学基础。

在远程健康管理中,硬件设备的功能至关重要。硬件设备可分为穿戴型、居家型和社区型三类。穿戴型设备,如智能手环、智能手表,便于携带,能实时收集心率、运动量、位置等数据。居家型设备,如智能体重秤、血压计、血糖仪等,用于监测体重、血压、血糖等日常健康指标。社区型设备,用于在社区内采集健康信息,监测居民的身高、体重、脂肪率、血压、血糖等指标。这些设备提供的数据使远程健康管理系统能够为用户进行全面健康评估并提供个性化的运动指导。这种个性化的健康管理,不仅能提高用户的健康水平,还能预防和控制慢性疾病的发展。

对于需要长期进行康复训练的患者,传统的康复训练往往需要频繁到医院进行专业指导,这不仅增加了患者的时间和经济成本,还在一定程度上限制了患者的康复效果。远程健康管理系统利用基于传感器的实时监测和反馈技术,能够实现患者在家中进行科学康复训练的目标,从而扩大康复服务的可及性并降低患者的时间和经济成本。

远程健康管理系统还能建立长期健康档案,通过数据积累与分析,为用户的长期健康管理提供科学依据。远程健康管理系统通过长期监测用户的健康数据,分析用户的健康变化趋势,识别潜在的健康问题,从而提供预防及治疗建议。这不仅能帮助用户及时发现并解决健康问题,还能为公共卫生研究提供数据支持。

远程运动指导和健康管理的便捷性与灵活性是其关键优势。用户无须受时间、地点的限制,随时进行健康监测和运动训练,特别适合生活忙碌或居住在偏远地区的人群。通过远程健康管理系统,用户可在家进行健康监测和康复训练,避免了频繁访问医疗机构的不便。

尽管远程运动指导和健康管理具有多重优势,但其局限性也应得到关注。健康监测设备虽能提供大量数据,但无法像医生一样给出专业诊断和建议。用户应将这些设备视为辅助工具,结合医生的建议综合评估自身健康状况。例如，当设备检测到心率异常时，用户应及时咨询医生，获取专业诊断并采取治疗措施。

随着科技的不断进步，远程运动指导和健康管理将进一步智能化和多样化。人工智能和大数据技术的发展将进一步地精准分析健康数据，提供个性化的健康建议和运动指导。同时，虚拟现实和增强现实技术的应用将使远程运动指导更具互动性和趣味性，提升用户的训练体验。

6.1.3 虚拟现实和增强现实技术在运动康复中的应用

6.1.3.1 沉浸式运动康复训练

随着现代医学的不断发展，康复训练已成为脑卒中患者和其他需要长期康复治疗患者的重要治疗手段。然而，传统康复训练由于枯燥乏味，常常导致患者产生抵触情绪，甚至放弃治疗，这不仅延缓了康复进程，还增加了治疗师和家人的心理压力。针对这一问题，沉浸式运动康复训练应运而生。它通过将肢体运动康复训练与情景互动完美结合，使康复过程变得更加有趣和高效。沉浸式运动康复训练的核心理念是通过趣味游戏和互动情景诱导患者进行自发运动，激发他们的康复意愿。该训练结合了多种肢体运动康复训练设备，如上肢、下肢、上下肢联合训练设备以及康复踏车等，帮助患者进行主被动康复运动。自主控制的肢体运动康复训练不仅能抑制异常的、原始的反射活动，还能通过加强较弱肌肉的力量训练，达到防治并发症、减少后遗症的目的，有效改善全身各部位的协调性和平衡控制能力，同时调整患者的心理状态。

在康复训练过程中，肢体运动康复训练的目标是增强患肢的本体感觉，促发主动运动，防止肌肉萎缩，提高关节活动度。这种训练对神经系统的重组和代偿有极大的促进作用。通过系统的训练，患者的肌肉力量和关节灵活性得到显著改善，整体康复效果得到大大提高。

情景互动是沉浸式运动康复训练的另一大亮点。情景互动云康复训练系统采用约束诱导运动疗法结合游戏化设计（Constraint-Induced

Movement Therapy with Gamification, CIMT+G）的设计理念，使用双目体感识别技术捕捉患者的骨骼动作，通过混合现实游戏诱导患者进行自发运动。训练内容涵盖上肢训练、下肢训练、全身训练、双人对练、平衡训练、脑力活化、卒中专练、轮椅技能训练等 8 大系统，共计 50 余项专业训练模块。这些模块不仅增强了训练的多样性和趣味性，还能根据不同患者的需求进行个性化设置，满足不同患者的康复需求。

情景互动在康复训练中具有独特的优势。第一，精心设计的游戏世界能使患者感受到强烈的沉浸感，这使得训练过程成为一种独特的身心体验。三维立体场景模式趣味性强，且能根据患者的实际情况任意设置难易程度，适用于不同年龄和体质的患者。第二，训练过程中可以随时加入小组训练，无须重新启动游戏，这大大减少了患者的等待时间，增强了训练的连续性和有效性。

沉浸式运动康复训练系统还具有很强的兼容性，可以连接上肢、下肢、上下肢联合训练设备及康复踏车等多种训练设备，增加训练方式的可选性。最多支持 6 人同时训练的功能，不仅有利于激发患者的训练积极性，还有利于促进患者之间的相互交流和学习，提升整体训练效果。通过情景互动游戏反馈训练模式，患者的康复训练变得更加积极、有趣，从而有效提高训练成效。

沉浸式运动康复训练适用于多种疾病和伤害的康复，包括神经外科的颅脑外伤、脊髓外伤，神经内科的脑卒中、脑瘫、重症肌无力、周围神经损伤、多发性硬化症、帕金森综合征等，骨科的骨性关节炎、风湿性关节炎、老年性骨质疏松、肌肉系统疾病等，以及康复科的脑梗死、脑出血、脑外伤及其他脑损伤疾病引起的功能性障碍等。

通过沉浸式运动康复训练，患者能够在康复过程中获得更多的乐趣，减少由枯燥训练产生的抵触情绪，增强康复训练的依从性和有效性。沉浸式运动康复训练的设计理念和技术应用，不仅改变了传统康复训练的单调和枯燥，还通过丰富的训练内容和多样化的互动模式，使康复训练成为一种愉快的体验。患者在这种愉快的体验中,更容易保持积极的态度,增强康复信心,加快康复进程。

未来,随着科技的不断进步,沉浸式运动康复训练将会变得更加智能化和个性化。虚拟现实和增强现实技术的发展,将进一步增强情景互动的沉浸感和互动性,使康复训练更加生动、有效。人工智能技术的应用,将使康复训练的评估和调整更加精准,提供更加个性化的康复方案。通过这些技术的综合应用,沉浸式运动康复训练将为更多患者带来福音,提高他们的康复效果和生活质量。

6.1.3.2 增强现实技术辅助康复训练

增强现实技术的基本原理是将虚拟对象与真实环境相融合,从而为用户提供一种身临其境的体验。这不仅能增强训练的趣味性,还能通过实时反馈帮助患者及时调整动作,从而增强训练的准确性和有效性。触觉反馈技术则通过触觉设备,模拟真实的触觉感受,使患者在虚拟环境中感受到真实的反馈力。触觉反馈与视觉反馈的结合,使康复训练更加全面和立体。传统的手功能康复训练往往依赖重复性较强的物理治疗方法,容易导致患者产生疲劳和厌倦情绪,影响训练效果。而视触觉增强现实技术通过丰富的交互场景和真实的触觉反馈,为患者提供了一种全新的康复体验。例如,在训练过程中,患者可以通过触摸设备感受不同虚拟物体的形状和质感,从而激发其自主运动的意愿,提高康复训练的积极性。

6.2 新兴智能化技术在体医融合中的创新应用与挑战

如今,人工智能、物联网、虚拟现实以及大数据技术,在体医融合领域展现出了非凡潜力。不过,这些前沿技术在实际落地中,也遭遇了一定困难，如技术的可靠性验证、安全性能保障、广泛适用性探索，以及成本控制等。为了进一步挖掘这些前沿技术的潜力，需要深入探究它们在体医融合中的创新应用方式，同时，积极应对推广和应用过程中出现的各种挑战。通过不懈努力，可以促进体医融合的快速发展，从而让每个人享受到科技进步带来的健康福祉。

6.2.1 前沿技术在体医融合中的创新应用

人工智能技术在体医融合领域扮演着创新引领者的角色。人工智能技术能够迅速剖析海量健康数据，为每个人量身打造精准的健康管理策略。以运动康复为例，人工智能通过分析患者的运动表现数据，人工智能技术能够为患者量身订制康复计划，并实时调整训练强度与内容，加速患者的康复进程。更进一步，人工智能技术能够运用机器学习算法，在健康数据中捕捉潜在风险信号，为疾病的早期预防与干预提供科学支撑。如今，智能可穿戴设备与健康监测系统使个体的生理指标与运动数据得以即时上传至云端进行分析。这些数据不仅成为医生洞察患者健康状态的窗口，还为体育教练提供了精确的训练指导依据。只需要佩戴一款智能手环，用户就能轻松监测自己的心率、步数及睡眠质量，随时掌握自身健康动态，灵活调整生活作息与运动规划，从而促使健康管理更加个性化与高效。

虚拟现实与增强现实技术的加入，为用户的康复训练带来了全新体验。在康复训练中，患者能在虚拟世界中与康复对象互动，如在手功能恢复中，通过AR设备看到并操作虚拟物件，既增添了趣味性，又强化了手部的灵活性和力量。同样，虚拟现实技术还能模拟真实运动场景，助力运动员提升训练效果与运动表现。大数据技术则能深挖健康数据，通过分析海量健康信息，揭示疾病的潜在规律与健康风险因素。比如，对社区居民的健康数据进行深度分析，能精准定位高血压、糖尿病等慢性病的高危人群，为公共卫生政策的科学制订提供有力支持。不仅如此，大数据技术还擅长个性化服务，依据每个人的健康数据，量身订制健康指导和干预方案，让健康管理更加贴心、高效。

康复机器人成为肢体康复训练的好帮手，它能协助患者进行精准的动作练习，有效促进受损肢体功能的恢复。同时，手术机器人也在医学界大放异彩，通过它的辅助，医生能执行更为细腻的手术操作，显著降低手术风险，提升手术成功概率。区块链技术的引入，则为健康数据的存储与共享带来了革命性变化。患者的健康信息在区块链上得到加密保护，确保了数据的安全与隐私，仅授权医生和患者本人访问。这不仅保护了患者的个人隐私，还增强了数据的安全性和可靠性。更重要的是，区块链技术促进了医疗数据在不同机构间的安全共享，为医疗资源的优化配置和高效利用铺平了道路。

6.2.2 前沿技术在体医融合中的挑战

尽管前沿技术在体医融合领域展现出广阔的应用图景，但挑战也不可避免。比如，技术的可靠性与安全性。智能设备与信息系统的稳定运行，是精准收集与分析健康数据的基石，任何细微的故障都可能影响健康管理成效。同时，健康数据的安全防线不容有失，保护患者隐私、防范数据泄露，是技术应用中必须跨越的重要关卡。又如，技术的适用性。鉴于个体间健康状况与需求的千差万别，前沿技术在实施过程中需要精准对接每位用户的独特状况。例如，人工智能算法在剖析健康数据时，需要充分考量个体的年龄、性别、健康背景等多重因素，以输出个性化的健康建议。另外，物联网设备的研发与应用，也需要紧密贴合用户的使用习惯与接受度，从而最大化发挥其效用，助力健康管理迈向新高度。

前沿技术的推广与应用，还不得不应对成本与资源方面的限制。高端智能设备与信息系统的价格导致普通家庭难以负担，高精度的健康监测工具和人工智能系统同样伴随着较高的使用成本。如何有效降低技术成本，提升技术在更广范围内的普及率，成为技术应用过程中的一大考验。不仅如此，前沿技术的实施还依赖专业人才的支撑与技术的支持。因此，如何培养和吸引更多专业人才投身这一领域，确保技术的持续进步与高效应用，同样是亟待解决的重要课题。

在体医融合的进程中，前沿技术的标准化与规范化构成不容忽视的挑战。由于技术与设备之间缺乏统一的标准，数据孤岛现象日益凸显，不同品牌智能手环与健康监测设备间的数据共享与整合变得尤为困难。因此，如何制订并实施统一的数据标准，以打破壁垒、促进数据流通，成为前沿技术应用中的关键议题。前沿技术的健康发展也需要法律法规的规范引导。通过建立健全相关法律法规体系，我们不仅能确保技术的合法合规应用，还能为技术的创新与发展营造更加安全、有序的环境，进一步推动体医融合的深入发展。

在前沿技术的不断发展中，我们必须审慎考量其对个体及社会的深远影响。智能设备与信息系统的普及，虽极大地便利了生活，但也不经意间滋长了个体对技术的过度依赖，在一定程度上削弱了个体在健康管理中的自主性与能动性。另外，前沿技术的广泛应用还触及了伦理与隐私的范畴，如何平衡技术应用与个体权益保护之间的微妙关系，确保技术红利惠及每个人的同时，不侵犯其隐私与尊严，是摆在我们面前亟待深入研究与探讨的重大课题。

6.3 人工智能与大数据技术在未来健康促进中的作用

在未来的健康促进领域，人工智能与大数据技术将扮演至关重要的角色。它们凭借深度学习算法与广泛的数据分析，能够实现对个体健康状况的即时监控与精确评估，为个体健康管理策略奠定坚实的科学基石。人工智能技术擅长剖析错综复杂的健康数据集合，有效预测疾病潜在风险，并量身打造个性化的预防与干预方案。大数据技术则擅长通过对海量健康信息的细致剖析，助力社区健康管理与公共卫生政策的精准制订，进一步加快精准医疗与智能健康服务模式的革新步伐。

6.3.1 个性化健康管理

个性化健康管理通过整合个体的病历、体检结果、遗传基因资料及日常饮食生活习惯等多维度数据，构建起科学、系统且专业的健康管理档案，从而为个体量身订制精准的健康管理策略。深入探究个性化健康管理在智能化转型中的应用潜力，对提升全民健康福祉具有不可估量的价值。其核心在于全面采集健康信息并进行科学的风险评估。具体而言，通过汇总个体的基础资料、体检数据及基因序列，构建详尽的个人健康档案，其中基因信息尤为关键，因为它揭示了每个人独特的生理机能与潜在健康风险。例如，针对有心血管疾病家族遗传倾向的个体，通过基因筛查可以有效预见高风险，从而提前介入实施预防性管理。在个性化健康管理体系中，健康风险评估占据核心地位。借助人工智能算法与大数据分析技术，对海量健康数据进行深度剖析，精准识别出潜藏于个体中的健康风险因素，从而综合评估并预测未来健康走向，最终生成个性化健康评分报告。通过这一机制，个体得以提前获知健康隐患，采取积极措施干预，有效预防或延缓疾病的发生，实现健康生活的主动管理。

健康风险评估的成果可以为订制化的干预措施提供坚实支撑。基于评估结果，医生能精准地提出临床干预策略，如优化饮食结构、增加运动频次、定期体检等。针对不同的健康风险，设计个性化的管理计划尤为关键。比如，针对高血压风险群体，建议限盐饮食、增加有氧运动及规律血压监测等措施。这些个性化干预，能有效预防和控制疾病，显著提升个体的生活品质。在实施个性化健康管理的过程中，健康管理指导扮演着不可或缺的角色。积极的健康促进指导助力个体构建健康的生活模式，培养优良的饮食与运动习惯。健康跟踪服务则通过定期追踪个体的健康状态，确保问题能够被及时发现并迅速应对。此外，健康知识普及与管理咨询服务为个体输送了专业的健康知识与建议，助力其掌握健康管理的基本技巧与能力。这一系列服务，不仅助力个体实现健康目标，还极大地增强个体的自我健康管理信心与能力。

人工智能与大数据技术的深度融合，为个性化健康管理效能的提升奠定了坚实基础。依托深度学习算法的精密解析与大规模数据的深刻洞察，人工智能技术能够精准剖析个体的健康数据，敏锐捕捉健康隐患，并据此量身订制干预策略。比如，人工智能技术能深入解析基因序列，预测个体罹患特定疾病的风险，并据此提出个性化预防策略。大数据技术则通过汇聚并分析海量的健康数据，揭示群体健康动态与公共卫生挑战，为健康管理策略的制订提供有力的数据支撑。

个性化健康管理的价值，不局限于个体健康水平的显著提升，还对公共卫生领域产生深远影响。它能有效遏制慢性病的发生与蔓延，减少因病致贫、因病返贫的社会现象。同时，个性化健康管理还能促进医疗资源的优化配置，降低医疗成本，为民众减轻医疗负担，从而实现健康与经济的双赢。

在实际操作层面，个性化健康管理需要遵循一套严谨的流程，涵盖健康信息采集、健康风险评估、健康风险干预及健康管理指导四大关键环节。每一个环节均强调科学性、系统性与专业性，以保障管理效果的最大化。具体而言，健康信息采集环节依赖高精尖的检测设备与先进技术，力求数据的准确无误与全面详尽；健康风险评估环节则运用前沿的分析算法与模型，确保评估结果既精确又可靠；健康风险干预环节依据个体特异性，量身订制干预策略，确保措施既具针对性又富有成效；健康管理指导作为持续性服务，旨在为个体提供长期健康支持，促进其生活方式的积极转变与维持。通过这一系列全面、精准、订制且持续的步骤，个性化健康管理能够有效守护个体健康，显著提升生命品质。

6.3.2 社区健康促进与公共卫生

在社区维度上，定期组织集体体检构成健康数据收集的重要基石。而且，体检不仅应全面覆盖基础生理指标，还应深入探索居民的生活习惯、家族健康史等多维度信息。智能设备与系统的融入，极大地简化了数据收集、整理与存储的流程，使之既快捷又高效。大数据技术为深度分析庞大的数据集提供了有力支持。通过精细对比个体与群体的健康数据，能够清晰勾勒出生活习惯与特定疾病之间的复杂关联，如吸烟与肺癌之间的明确关联、饮酒与肝硬化倾向的量化呈现等。此外，对群体数据的深度剖析还能助力社区预测特定疾病的流行趋势，为公共卫生预警与防控策略的制订提供有力的数据支撑。这些分析成果，对优化社区公共卫生政策框架、全面提升居民健康福祉具有十分重要的价值。

鉴于每个人的体质状况与健康风险不同，健康管理策略需要秉持个性化原则。依托居民个体的体检数据，健康管理策略能够精准订制健康指导方案，涵盖饮食调整、运动规划、睡眠优化等多个维度。例如，针对血压偏高的情况，健康管理策略会建议居民减少盐分摄入，增加有氧运动频次，并定期监测血压变化，以维护血压稳定。对于体重超出健康范围的居民，将提供科学合理的减重策略，结合饮食调控与适量运动，助力其逐步达到并维持理想体重。对于存在潜在健康风险的人群，如有糖尿病家族史的居民，将提前采取干预措施，以防患未然，保障居民的整体健康水平。

社区健康数据分析的深远意义不仅在于个体健康的呵护，还在于社区健康生态的塑造与推动。它能反映出社区内普遍存在的健康问题，为健康教育与干预指明方向。譬如，当数据分析结果显示社区高血压病例集中时，社区便能有的放矢地组织专题健康讲座，传授血压管理知识，倡导健康生活方式，从而提升居民的健康素养，营造一个充满活力与和谐的健康社区环境。

在这一过程中，智能化健康管理平台占据举足轻重的地位。该平台不仅具备对海量数据进行存储与处理能力，还能运用先进算法对数据进行深度剖析，为每位居民量身订制科学健康指南。特别是机器学习技术的融入，使该平台能够预测健康趋势，预警潜在风险，并据此生成个性化的健康管理计划，涵盖饮食优化、运动规划、定期体检等多个方面，全方位助力居民改变生活习惯，达到更高品质的生活状态。

智能化健康管理平台在促进健康数据流通与共享方面具备非凡能力，进一步推动了医疗资源的优化配置与高效利用。该平台紧密连接了社区卫生服务中心、大型医院及专业医疗机构，实现了患者信息的无缝对接与共享。此举不仅极大地提升了医疗服务的响应速度与效率，还确保了居民能够享受到全面的健康管理服务体验。具体而言，当社区卫生服务中心发现居民健康状态出现异常时，智能化健康管理平台能够迅速将这一信息传递给对应的医疗机构，确保患者能够及时获得必要的进一步检查与治疗方案。这种基于数据共享的快速响应机制，不仅优化了医疗资源配置，减少了不必要的等待与重复检查，还为居民提供了更加便捷、高效的健康服务路径，实现了医疗服务的"以人为本"。

借助智能化健康管理平台，社区得以将丰富的健康知识与实用的生活方式建议精准送至每位居民手中，从而有效增强居民的健康意识。智能化健康管理平台定期发布涵盖饮食均衡、科学运动、优质睡眠等多方面的健康资讯，助力居民构建全面的健康管理知识体系。此外，该平台还具备强大的互动功能，居民可随时通过平台提出健康疑问，并获得来自专业人士的详尽解答与个性化建议。这种双向互动的健康管理模式，不仅显著提升了居民的健康素养，还激发了他们主动参与自我健康管理的热情与动力，从而共同迈向更加健康、积极的生活。

社区健康数据分析与智能化健康管理平台的深度融合，不仅为个体健康筑起了坚实的防线，更推动了公共卫生事业的蓬勃发展。这一结合通过科学的数据洞察与个性化的管理策略，有效遏制了疾病的发生与蔓延，尤其是高血压、糖尿病等慢性病的发病率得到显著降低，居民的整体健康水平得到显著提升。其中，智能化健康管理平台通过对海量健康数据的深度剖析，能够敏锐捕捉公共卫生问题与健康趋势，为公共卫生政策的科学制订提供了坚实的数据支撑与科学依据，绘制出一幅健康、繁荣的社区图景。

6.3.3 健康教育与行为改变

6.3.3.1 智能化健康教育平台

智能化健康教育平台作为融合尖端人工智能与互联网科技的创新教育模式，引领着健康知识传播的新风尚。该平台依托强大的数据分析能力，结合个性化推荐引擎，为每位用户量身打造健康教育内容与服务。在这里，用户可以轻松获取涵盖营养膳食、运动健身、心理健康等多元化健康领域的丰富知识，持续提升自我健康素养。不仅如此，该平台还构建了开放活跃的互动交流空间，用户可以自由参与健康话题讨论，便捷咨询权威专家，分享个人健康心得。基于用户的学习反馈与成效评估，该平台会持续优化教学内容与形式，确保每位用户都能获得最佳学习体验，提升满意度。值得一提的是，智能化健康教育平台还具备健康数据监测与管理功能，能够使用户实时掌握自身健康动态，并依据平台提供的专业建议，采取科学合理的健康管理措施，真正实现健康生活的自我主导与全方位守护。

依托智能化健康教育平台的强大功能，用户在享受量身订制的健康知识时，还能在学习过程中获得全方位的支持与即时反馈。该平台深度融合大数据分析技术，深入剖析每位用户的个人特征、具体健康需求及学习进展，从而精准推送与之相匹配的健康教育资源。例如，渴望塑造健康体态的用户，能够在该平台获得一站式解决方案：从个性化的营养膳食建议到量身订制的运动计划再到贴心的心理辅导，全方位助力减重目标的实现。

智能化健康教育平台的互动交流功能，能极大地激发用户的参与热情与学习动力。在该平台中，用户不仅能自由参与各类健康话题的讨论，畅谈个人健康心得与实践经验，还能直接向健康领域的专家寻求专业见解与指导。这样的互动模式充分满足了用户对健康知识的渴求。当用户在平台上分享自己通过调整饮食与坚持运动成功减重的宝贵经验时，能激励更多用户勇敢踏上减重之路。智能化健康教育平台还具备强大的数据监测与分析能力。它能够实时追踪用户的学习动态与健康数据变化，并根据这些信息动态调整教育内容与呈现方式。例如，一旦发现用户对某个健康主题表现出浓厚兴趣，平台便会智能推荐更多相关资源，满足其深入学习的需求。相反，若用户在某个领域的学习成效不佳，平台则会灵活调整内容的难度与形式，确保学习资源的难度与用户当前水平相匹配，从而有效提升学习成效与用户满意度。这种灵活多变的调整机制，无疑为用户营造了一个更加贴心、高效的学习环境。

智能化健康教育平台的定位远不止一个单纯的知识学习空间，它更是一个集健康监测、管理于一体的全方位健康管理助手。该平台巧妙融合用户的健康数据，构建起一套持续、精准的健康监护体系。通过持续追踪和运用先进的数据分析技术分析用户的日常活动量、饮食习惯、睡眠质量等健康指标，为用户提供个性化的健康管理策略与建议。用户只需轻点屏幕，即可在平台上直观洞察自己的健康状况，包括体能变化、营养摄入情况及休息质量等。依据平台提供的专业指导，用户能够轻松获取科学合理的健康管理措施，从而逐步调整并优化自己的生活方式。这种全面、深入的健康管理服务，不仅助力用户逐步培养起健康的生活习惯，还潜移默化地提升他们的整体健康水平，引领用户开启更加健康美好的人生新篇章。

智能化健康教育平台在推动健康教育与促进行为变革的过程中，对行为干预的助力同样不容忽视。该平台允许用户自主设定健康目标，并在用户实现目标的过程中，为用户提供坚实的后盾。以运动健身为例，当用户的目标是增强体质时，平台便会协助用户设定清晰、具体的运动目标，并量身订制一套详尽可行的运动计划与指导方案。更重要的是，平台能够实时追踪用户的运动数据，即刻反馈运动成效，并根据实际情况提出有针对性的调整建议，确保用户能够稳步实现既定目标。

6.3.3.2 行为数据分析与干预

人工智能与大数据技术深度融合，通过对个体日常行为数据的细致监测与深度剖析，能够精准洞察并预警潜在的健康隐患。智能设备与应用程序能详尽捕捉用户的每一步行动、每一餐饮食、每一次运动模式等多元化信息。这些信息不仅涉及步数统计、运动时长、卡路里消耗等基础维度，还深入饮食的具体种类与分量、休息的时间长度与质量等细微之处。基于如此全面、细致的数据，人工智能系统能够敏锐地识别出用户在生活方式上可能存在的偏差与不足，如久坐不动、运动量匮乏或饮食搭配失衡等。随后，系统会根据这些问题，量身订制一系列切实可行的改善策略与建议，旨在引导用户逐步调整并优化自身的生活习惯。不仅如此，人工智能系统还能通过对行为数据的深挖，为用户绘制一幅个性化的健康画像。这幅画像不仅是对用户当前健康状态的直观反映，还是对生活习惯与健康风险之间复杂关系的深刻揭示。例如，长期偏好高糖饮食且缺乏运动锻炼的用户，其健康画像或许会清晰地标注出肥胖与糖尿病等潜在风险之间的关系。针对这些风险，人工智能系统会迅速响应，向用户精准推送个性化的干预方案，包括科学合理的饮食调整建议、量身订制的运动计划以及定期的健康检查提醒等，从而不仅有效预防疾病的发生，更助力用户构建起健康、积极的生活方式。

借助智能设备与应用程序的协同作用，人工智能系统能够实现对用户行为变化的即时监控与动态反馈。当用户积极规律运动时，人工智能系统便实时捕捉并记录每一次运动的精彩瞬间，同时不吝啬地给予即时鼓励与专业指导，让用户的每一步都充满动力。而当用户的行为偏离预设计划时，人工智能系统又能迅速反应，发出温馨提示，引导用户及时纠偏。这种不间断的跟踪与反馈，不仅能极大地提升行为干预的精准度与实效性，还能潜移默化地增强用户的自我监控与调节能力，让健康管理的理念深入人心。另外，人工智能与大数据技术的深度融合，为深入探索行为干预的奥秘开辟了广阔天地。在一项旨在提升社区居民运动活力的创新研究中，智能设备通过大数据技术全面记录参与者的日常活动轨迹，并利用人工智能技术的强大分析能力，深入剖析其运动习惯与健康状况之间的微妙联系。基于此，人工智能系统能够针对每位参与者的独特需求，量身订制一套运动方案，并持续追踪其实施效果，确保每一步都精准满足用户的健康需求。通过对比不同干预策略的实际成效，人工智能系统能够更加清晰地洞察哪些方法行之有效，从而为未来的健康干预策略制订提供坚实的数据支撑与科学指导，进而推动人类健康事业的蓬勃发展。

行为数据分析与干预涉及以下几个核心环节。首先是数据采集环节，这一环节依赖智能设备与应用程序的默契配合，详尽捕捉并记录用户的每一项行为数据，从运动量的点滴积累到饮食的精细记录再到睡眠质量的深度剖析，无一遗漏。其次是数据分析环节，人工智能系统以其强大的机器学习算法为引擎，对海量数据进行深度挖掘与细致剖析，不仅精准识别出潜藏于数据背后的健康风险，还细致勾勒出用户的独特行为模式，从而为后续的干预策略制订奠定坚实基础。再次是个性化干预环节。基于数据分析结果，人工智能系统为用户量身订制一系列改善建议与行动计划，这些建议与计划既贴合用户的实际需求，又充满个性化色彩，旨在引导用户逐步迈向更加健康的生活方式。最后是持续跟踪与反馈环节。在这一环节，人工智能系统通过实时监测用户的行为动态，提供即时的反馈信息与调整建议，确保干预措施能够持续有效地发挥作用，引领用户在健康的道路上稳步前行。这干预流程，不仅彰显了科技的力量，还体现了对用户健康的深切关怀与不懈追求。

在行为干预领域，人工智能技术正引领一场大规模健康行为探索革

第6章 智能化转型的前沿探索

命。智能设备与应用程序能够汇聚海量用户行为数据，从而深入剖析不同社会群体（跨越年龄、性别、职业及生活环境的界限）在健康行为上的独特模式与风险因素差异。这一过程，不仅深刻揭示了健康行为的群体特征，还为精准制订个性化、靶向性的健康干预策略奠定了坚实基础。值得一提的是，行为数据分析与干预正逐步与健康教育领域融合，旨在共同构筑起一座智能化健康教育平台。该平台会时刻关注用户的健康状态。一旦发现用户存在不良饮食习惯的苗头，便会迅速响应，通过推送订制化的营养指南与健康食谱，引导用户选择更加科学、合理的膳食。当用户运动量略显匮乏时，该平台也会不失时机地推荐一系列适宜的运动项目与训练计划，激发用户的运动热情，助力其逐步提升体能水平。这种将健康知识传授与行为干预巧妙结合的模式，不仅极大地增强了干预措施的有效性与针对性，还潜移默化地增强了用户的健康意识与自我管理能力，为构建全民健康社会奠定了坚实基础。

行为数据分析与干预已在众多领域得到应用，且成效斐然。在慢性病管理领域，人工智能系统能深入剖析患者的行为数据，量身打造健康管理策略，从而助力患者稳住病情。在体重管理领域，人工智能系统则紧密跟踪用户的饮食偏好与运动轨迹，以此为依据为用户量身订制减重良策与激励策略，激发用户的内在动力，携手共赴健康减重的美好彼岸。在运动训练领域，人工智能系统更展现出了其独特魅力，通过实时捕捉并分析运动员的每一个动作细节与运动数据，为运动员提供精准的训练指导，助力其提升运动表现，不断突破自我。

第 7 章 结论与展望

本章全面归纳了智能化转型在体育健康促进与体医融合领域的丰硕成果，并描绘了其未来发展的蓝图与潜在影响力。随着大数据、人工智能、虚拟现实、增强现实及物联网等智能化技术的深度融合与应用，健康管理正逐步迈向更为精准化与个性化的新纪元。智能化技术不仅极大地提升了康复训练与健康教育的成效，还成功激发了民众对健康管理的浓厚兴趣与主动参与。展望未来，智能化技术将在健康管理、疾病预防以及体医融合等多个维度发挥更加显著的作用，进一步加速体育产业与医疗产业的深度融合与协同发展。通过坚持不懈的研究探索与实践创新，智能化健康服务将不断迭代升级，为构建更加健康、和谐的社会环境提供坚实有力的科技支撑与保障。

7.1 智能化转型对体育健康促进与体医融合的作用总结

7.1.1 大数据技术在健康促进中的作用

在实际应用中，大数据技术以其卓越的能力，显著提升了健康干预的科学性与精准度。具体而言，通过对海量运动训练数据的深入剖析，研究人员能够敏锐地识别出易于引发身体损伤的运动模式，并据此精心设计出有针对性的预防措施，为运动员的健康保驾护航。对于广大健康消费者而言，大数据技术同样展现出了非凡价值。它能够精准地洞察隐藏在日常生活中的健康风险因素，如不良生活习惯诱发慢性病的隐患，为人们提供量身订制的饮食调整、运动规划以及生活习惯改善建议，助力每个人实现更加健康的生活方式。

7.1.1.1 识别运动伤害与健康风险

大数据技术在健康促进领域的杰出贡献之一便是其卓越的运动伤害与健康风险识别能力。该技术通过汇聚并深入剖析运动员的海量训练数据，可成功揭示特定运动模式与行为同伤害类型之间的微妙联系。例如，某些不恰当的跑步姿态可能埋下了膝盖受伤的隐患，过大的训练强度易导致肌肉劳损问题。研究人员与教练团队应用大数据技术，对这些常见风险模式进行精准识别，能够携手打造更加科学的训练方案，并采取预防措施，从而有效降低运动伤害的发生率。

在运动员的训练中，数据分析技术的力量已得到淋漓尽致的展现。依托可穿戴设备、视频分析技术以及生物力学传感器等，运动员的每一个细微动作都能被精准捕捉并详细记录。这些设备及技术不仅能实时监测运动员在特定动作执行过程中的关节角度的调整、肌肉活跃度的动态变化以及身体姿态的精准控制等，还能通过累积与分析这些数据，为教练团队揭示运动损伤风险。例如，在对跑步者的步态进行深入分析时，这些设备及技术能够敏锐地发现步态异常的运动员，而这些异常往往预示着膝盖或脚踝可能面临损伤风险，为及时干预与调整运动员训练提供了参考依据。

对于普通人而言，特别是那些已面临健康风险的人而言，大数据技术同样扮演着至关重要的角色。通过深入挖掘与分析个体的健康数据，如体重、血压、血糖以及日常活动轨迹等方面的数据，大数据技术能够敏锐地洞察个人生活中的健康威胁。例如，一个人的饮食习惯、运动频率以及睡眠质量等，都能成为预测其罹患糖尿病或心脏病等的线索。基于详尽、精准的数据分析结果，健康服务提供者能够制订个性化的健康指导方案，为人们量身打造他们生活方式的调整策略。这些方案和策略旨在帮助人们优化日常生活习惯，促进身心健康，有效降低患病风险，享受高质量的生活。

大数据技术在健康风险评估领域的应用，远远超出了单一的运动数据范畴，而广泛涵盖多元化的生活数据。通过巧妙地融合智能手表、健身追踪器、电子健康记录及问卷调查结果等多维度数据源，大数据技术能够绘制出个体生活方式与健康状况的全面图景。对那些身处慢性病风险边缘的人，大数据技术能输出详尽的疾病风险评估报告，不仅精准定位当前存在的健康隐患，还贴心提供一系列个性化的健康状况改善建议，如建议增加日常步行量、优化饮食结构以及确保充足睡眠等。

　　大数据技术的核心价值在于其超凡的数据处理能力，对海量数据的轻松驾驭，对数据蕴含的信息的精准提炼。大数据技术的这一核心价值赋予了健康管理系统强大的实时监测与深度分析能力，使得健康管理系统能够追踪用户的健康动态，对任何健康问题都保持高度的警觉。以智能手表用户为例，其心率、步数及睡眠数据被实时传输至云端，健康管理系统随即对这些数据进行深度剖析，一旦发现心率异常飙升或睡眠质量下降的迹象，便会立即触发健康预警机制，为用户送上及时的健康指导或警报，确保用户能够迅速采取相应措施，守护自身健康。

　　大数据技术结合机器学习与人工智能算法，展现出了预测个体健康趋势的强大能力。通过深入剖析用户过去数月的健康数据，健康管理系统能够绘制出用户健康状况的预测蓝图。大数据技术的这种预测功能在推动疾病早期干预与预防上，具有不可估量的价值。以高血压风险预测为例，健康管理系统检测到某一用户存在患高血压的可能性时，会立即触发预警机制，为用户量身订制一系列建议，如饮食结构的优化、生活方式的调整等，从而帮助用户远离疾病侵扰，享受健康、有活力的生活。

　　大数据技术的应用范围广泛，包括群体健康风险管理。通过深入挖掘特定人群的健康数据，公共卫生机构能够洞察到某一区域或某一职业群体中普遍存在的健康问题。这些数据资源成为制订精准、有效的公共健康政策与干预策略的基础。以社区为例，大数据技术的运用结果显示居民普遍面临运动不足时，政府便能够迅速响应，在社区增设健身设施与运动场所，并积极开展健康教育活动，以科学的方式引导居民迈向更健康的生活。

　　此外，大数据技术在健康风险识别领域的影响不仅涉及个人与群体，还涉及国家乃至全球的健康监控体系。通过运动大数据技术对全球健康

第 7 章 结论与展望

数据进行汇聚与分析，国际卫生组织与各国政府得以实时把握全球健康的脉动，精准预测并有效控制疾病的蔓延。以新冠疫情为例，大数据技术在这场全球性的公共卫生危机中发挥了重要作用。它不仅帮助追踪病毒的传播轨迹，还帮助预测疫情的发展态势，并对防控措施的实施效果进行了科学评估。这些基于数据驱动的决策，为全球抗疫斗争提供了强有力的智力支持与科学依据。

7.1.1.2 实时健康管理与动态调整

大数据技术能极大地增强健康管理的实时响应与连贯性。借助先进的智能设备与集成化的健康管理平台，用户的健康数据得以无缝衔接至健康管理系统中，实现即时监测与深入分析。这一实时数据流的引入，赋予了健康管理系统前所未有的灵活性，使其能够随时监测用户的健康状态变化，动态调整并推送个性化的健康指导建议。具体而言，当健康管理系统敏锐捕捉到用户心率异常的信号时，会迅速作出反应，提醒用户适时休息或适当调整运动强度，以防不测。同样，当系统监测到用户的睡眠质量有所下滑时，也会及时介入，为用户提供一系列科学有效的睡眠改善策略，助力用户重获优质睡眠，焕发健康活力。这种基于大数据技术的健康管理新模式，不仅让健康关怀更加贴心与及时，还为用户筑起了一道坚实的健康防线。

实时数据监测的精髓在于一系列智能可穿戴设备的广泛应用，如智能手表、健身追踪器、智能手环等，它们无微不至地记录着用户的每一项健康指标。这些指标范围广泛，既涵盖心率、步数、血压、血糖等基础而又关键的生理数据，也涵盖心电图、氧饱和度、体温等更为复杂而又微妙的生理信号。通过先进的无线连接技术，智能可穿戴设备能够即时将收集到的数据传输至健康管理平台，实现数据的无缝对接与迅速处理。

健康管理平台作为科技与健康融合的典范，巧妙运用人工智能算法与大数据技术，对收集的海量数据进行实时、深入的剖析。这一过程，不仅能敏锐捕捉数据中的微妙异常，还能预测未来的健康走向。以用户心率的连续监测为例，健康管理平台能够精准捕捉每一次心跳的细微变化，并据此预测用户潜在的心脏健康问题，以在关键时刻拉响警报，为用户筑起一道坚实的健康防线。这种基于实时数据的监测与动态调整机制，不仅极大地提升了健康管理的效率，还无形中增强了用户的安全感，让健康管理变得更加主动、科学与有效。

个体的健康状况与生活方式千差万别，传统"一刀切"的健康建议，往往难以精准契合每个人的独特需求。而今，随着健康管理平台的崛起，这一问题得到有效解决。依托实时监测与数据分析的强大能力，健康管理平台能够深入洞察每位用户的个性化健康状态，从而制订专属他们的健康指导方案。这些方案不仅涵盖运动强度的调整与运动方式的优化，还触及饮食搭配、睡眠质量的提升以及压力管理的有效策略等多个维度。通过这样高度个性化的服务方式，健康管理平台实现了对用户健康需求的精准对接，从而有效提升了健康管理的整体效果。

实时监测与动态调整机制在健康管理领域的应用不局限于个体，还涉及公共健康管理领域。健康管理平台作为这一机制的坚实载体，通过对海量用户数据的即时剖析，能够敏锐捕捉群体健康趋势中的微妙变化与潜在风险。以某一地区用户普遍出现心率异常升高为例，这一群体健康信号在健康管理平台的强大分析能力下无所遁形。一旦发现此类情况，公共卫生部门便能迅速响应，启动调查程序，深入挖掘背后的原因。随后，基于数据的精准指导，一系列有针对性的健康干预措施迅速部署与实施，以有效遏制健康风险的蔓延，保障公众健康安全。这种由实时数据驱动的公共健康管理模式，不仅实现了对健康风险的早发现、早干预，还在提升社会整体健康水平方面展现出了不可估量的价值。

对于慢性病患者而言，实时监测的重要性不言而喻。以糖尿病患者为例，血糖水平的稳定是他们日常健康管理的核心。通过实时监测，健康管理平台能够第一时间发现血糖的异常波动，并立即向患者发出警报，

第 7 章 结论与展望

同时提供科学合理的处理建议，如适时服用药物或调整饮食结构，从而有效防止病情恶化。对于高血压患者而言，血压的平稳同样至关重要。健康管理平台通过不间断的血压监测，能够精准把握患者的血压变化趋势，一旦发现血压异常升高，便会立即启动干预机制，为患者提供及时有效的降压建议，有效避免由血压失控引发的各种健康风险。这种基于实时监测的健康管理方式，提升了慢性病患者的自我管理能力，为他们的健康安全筑起了一道坚实的防线。

实时健康管理能显著提升用户对健康管理计划的遵从度。健康管理平台的即时反馈使用户能即时洞悉自己的健康数据，并同步接收到平台精心订制的调整建议，这极大地增强了用户对健康计划的信赖。由此用户开始主动拥抱健康，积极响应平台的指引，灵活调整自己的生活习惯与行为模式，并远离那些不利于健康的诱惑与陷阱。这种积极的参与态度与及时的自我调整，不仅有利于促使用户在健康管理的道路上越走越稳，还有利于促使他们的健康状态实现质的飞跃。

实时监测与动态调整策略，为健康管理领域带来了前所未有的效率革命，彻底突破了传统健康管理模式的桎梏，实现了健康管理的即时化与便捷化。用户能随时随地掌握自己的健康动态，极大地提升了健康管理的效率。这一变革的背后，离不开技术的持续创新与进步。随着智能设备与大数据技术的日新月异，健康管理平台的功能日益强大，用户体验越发良好。未来的智能设备将拥有更高的监测精度与更丰富的功能选项，覆盖更多维度的健康指标，从而为用户提供更加全面、精准的健康数据。同时，健康管理平台将借助更加先进的算法与大数据技术，实现对海量健康数据的深度挖掘与分析，提高数据分析的准确性与效率，从而为健康管理提供更加科学、个性化的指导与支持。

7.1.2 虚拟现实和增强现实技术在康复和健康教育中的作用

7.1.2.1 虚拟现实技术在康复训练中的作用

虚拟现实技术以其独特的魅力，为康复领域开辟了一片新天地。它精心构筑了一个安全的三维世界，使患者得以摆脱现实的物理桎梏，无拘无束地参与步行、平衡及肌肉强化的全方位康复练习。这些在传统环境中因设备、空间或安全顾虑而难以开展的活动，如今变得触手可及。虚拟现实技术的引入，使个性化康复方案成为可能。

在康复的过程中，安全与可控是两大不可或缺的基石。虚拟现实技术通过模拟现实世界的物理法则，构建了一个完全由人类意志掌控的训练空间。在这里，患者可以在无惧外界干扰与风险的环境中，安心地迈出康复的每一步。虚拟步行训练的开展尤为彰显了这一技术的独特优势。它不仅能帮助患者逐步找回曾经的步伐与姿态，还能通过高度仿真的环境体验，极大地提升训练的实际效果。值得一提的是，虚拟现实技术还内置了即时反馈机制。在虚拟步行训练中，患者的每一步、每一个姿态都能得到即时评估与指导。这种即时、精准的反馈，能实时纠正患者的动作偏差，引领他们向着更标准、更高效的训练目标迈进。

平衡训练无疑是众多康复训练中亟待重塑的一项。传统方式下，空间与设备的局限常导致这一训练的效果不尽如人意。而今，虚拟现实技术模拟出丰富多样的平衡挑战场景，为患者打造了一个既安全又充满挑战的训练天地。在这里，患者的每一次尝试与调整都无须畏惧跌倒，因为虚拟现实技术为他们筑起了一道坚实的安全防线。即时反馈更时刻指引着患者优化姿态，从而保障训练的效果与安全，为平衡能力的迅速恢复铺设快车道。

肌肉强化训练同样在虚拟现实技术的助力下焕发出新的生机。虚拟健身房的诞生，使患者无须再受实体设备的限制，而能在具有无限创意的空间自由挥洒汗水。无论是力量挑战还是姿势调整,虚拟现实技术都能以即时、精准的反馈为支撑,确保每一次训练既高效又安全。

虚拟现实技术能够根据患者的独特需求,量身订制康复环境与难度梯度,绘制个性化的康复蓝图。对于刚进入康复进程的患者,虚拟现实技术能循序渐进地提升挑战难度,陪伴患者稳步前行。对于已步入康复后半程的患者,虚拟现实技术则会设置更加艰巨的任务,激发他们的潜能,力求每一次进步都精准到位。这样个性化的方案,不仅能保障康复效果倍增,还能激发患者的内在动力,使他们更主动地拥抱康复训练。

虚拟现实技术的即时反馈机制如同一位贴身教练,时刻关注着患者的每一个细微表现,并即时将患者的进步与不足传至健康管理平台。在虚拟步行训练中,患者能够即时获得关于步态优雅度、姿势准确性的直观反馈,从而迅速调整。这份即时的肯定与指引,不仅能让患者的学习之路更加清晰明了,还能无形中增强他们的自信心与毅力,使他们在康复过程中的每一步都走得更加坚定、自信。

虚拟现实技术的融入为康复训练领域带来了革命性的变革,不仅极大地提升了康复训练效率,还通过内置的即时反馈系统,助力用户提升康复训练质量。

7.1.2.2 增强现实技术在健康教育中的作用

增强现实技术在健康教育领域的作用同样显著。通过在用户的真实视野中叠加图像、视频或数据信息,增强现实技术能够直观地展示健康信息和指导,如正确的运动形式、健康饮食建议以及日常生活中的健康习惯。以增强现实眼镜为例,想象一下,在厨房忙碌的你,只需要轻轻一瞥,食材的营养成分与健康烹饪方式便跃然眼前,让每一餐都精准对接你的健康需求。在健康教育领域,AR 眼镜能即时纠正你的每一个动作姿态,同时能让运动过程充满乐趣与挑战。这种直观、互动的模式,使健康知识不再是枯燥的文字堆砌,而是鲜活、可触的体验之旅,极大地提升了人们对信息的吸收率与实践动力。增强现实技术正以它独有的魅力重塑健康教育领域，学习过程变得生动有趣，教育效果自然水到渠成。

增强现实技术作为健康教育领域的一股新兴力量，其作用尤为显著。它能将图像、视频与数据信息巧妙融入用户的现实视野中，让健康信息不再局限于抽象的描述，而是化为直观、生动的视觉盛宴。这种沉浸式的学习体验，极大地提升了学习的趣味性与效率。从精准指导运动姿态到贴心提供健康饮食建议再到培养良好的健康习惯，增强现实技术的应用场景几乎覆盖了健康教育的每一个角落，随时随地为用户提供个性化的指导与帮助，促使健康生活的理念深入人心，成为每个人日常行为的自觉选择。

在运动教育领域，增强现实技术以其独特的魅力，成为用户开展体育锻炼的得力助手。戴上 AR 眼镜或启用智能设备，用户便能享受一场前所未有的运动指导盛宴。这些高科技"教练"能够敏锐捕捉用户的每一个动作，并实时在视野中叠加精准的指导信息。无论是优雅的瑜伽练习，还是力量感十足的举重训练，AR 设备都能即时呈现相应的标准姿势，细致指出用户的动作偏差，并提供贴心的纠正策略。这种即时反馈有利于用户迅速掌握正确的运动技巧，有效预防运动伤害。而在饮食教育中，增强现实技术同样至关重要。当用户佩戴 AR 眼镜进入厨房，只需轻轻一举，AR 眼镜便能瞬间解析他们手中的食材，如鸡胸肉的蛋白质含量和最佳烹饪方法等。更令人惊叹的是，通过简单的扫描操作，用户还能获得个性化的食材搭配建议。这种直观的学习方式，能够在潜移默化中引导用户养成健康的饮食习惯，远离高脂高糖的诱惑，拥抱更加健康美好的生活。

在普及健康生活方式中，增强现实技术展现出了其独特、重要的作用。具体而言，用户能够借助 AR 应用程序，身临其境地学习诸如精准刷牙、有效洗手以及紧急救援技巧等实用健康技巧和知识。针对健康教育领域，增强现实技术更是带来了革命性的学习体验。学生在教室里借助增强现实技术，可以直观探索健康知识的奥秘。比如，在生物学课程中，AR 设备能让学生仿佛置身人体内部，近距离观察三维构建的人体器官模型，深刻理解其构造与运作机制。这种教学方式，不仅能极大地激发学生的学习热情，还能加深他们对健康知识的理解和记忆。

增强现实技术通过融入互动与趣味元素，显著增强了健康教育的吸引力和实效性。用户在 AR 设备的引导下，即便是在家中，也能够沉浸于各式各样的健康互动游戏与挑战中，从而无形中培养起良好的健康习惯，同时丰富健康知识。对于健康教育从业者而言，增强现实技术增强了他们创造更为鲜活、直观教学素材的能力。比如，在公共卫生宣传场合，AR 设备可以直观展示吸烟对肺部的侵蚀、肥胖对心脏的压迫等，从而深刻触动人们的心灵，促使他们主动寻求更健康的生活方式。此外，增强现实技术在医疗培训领域同样至关重要。它能模拟出接近真实的医疗环境，为医学生和护士提供虚拟手术、急救演练机会，极大地提升他们的实践技能和应对紧急情况的能力。

7.1.2.3 虚拟现实和增强现实技术的普及与数据收集技术的飞跃

虚拟现实与增强现实技术的普及，以及数据收集技术的飞跃，正引领健康教育步入新纪元。前沿科技不仅能极大地提升健康教育的品质，还能极大地拓宽服务的覆盖范围，为偏远及资源匮乏地区带去福音。它们的普及有效削减了服务成本，显著增强了服务的可及性，让更多人享受到了高水平的健康支持。

虚拟现实技术的引入，使患者可以在家中便捷地参与多样化的康复训练。即便身处偏远之地，患者也能借助 VR 设备，模仿医院的专业训练环境，无须长途奔波至城市医院。该技术通过构建一个沉浸式的三维虚拟世界，使患者能够安全、便捷地进行康复训练项目。值得一提的是，虚拟现实技术不仅增强了康复活动的安全性与可控性，还能根据患者个体差异，灵活调整训练环境与难度，实现康复方案的个性化订制，从而增强患者的参与感与康复信心，进而提升康复效率。

增强现实技术的引入，使健康教育无缝融入日常生活。佩戴 AR 眼镜的用户，在从事日常活动时，眼前即可叠加虚拟的健康指引与资讯。这种直观且贴近生活的指导模式，显著增强了健康教育的实效性。

虚拟现实与增强现实技术的普及，不仅重塑了健康教育的形态，还为未来的健康探索与服务奠定了坚实的数据基石。通过这两项技术对海量健康数据的深度剖析，科研人员能够更精准地评估各类康复方案的效果，持续优化健康教育内容，从而推动健康服务品质的提升。

健康服务提供商依据每位用户的独特健康数据，能够为用户量身打造健康规划，精准对接其健康状况与个性化需求。例如，对于患有糖尿病的用户，健康管理系统可以详细分析其血糖数据和生活方式，并据此制订个性化的饮食计划和血糖管理策略。对于患有睡眠障碍的用户，健康管理系统则根据其睡眠模式和日间活动量，推荐改善睡眠质量的行为调整和环境优化建议。个性化的服务模式，不仅有利于确保健康干预的精准高效，还有利于贴合用户的个人期望与偏好，从而全面提升健康服务的满意度与成效。

虚拟现实与增强现实技术是康复和健康教育的强大驱动力，通过对海量健康数据的收集与分析，为研究人员开辟探索未知健康风险的新路径，助力新型健康干预策略的诞生。例如，对运动数据的深入剖析，能够揭示特定运动模式与伤害风险之间的微妙联系，从而催生更加科学合理的运动指导策略。更为重要的是，这些数据分析还揭示了健康趋势的脉动，为健康研究的深入发展注入了新活力，从而整体推动健康服务质量的跃升。

7.1.3 物联网设备在健康管理中的作用

7.1.3.1 实时监测与即时反馈

物联网设备在健康管理领域的核心亮点，在于其无与伦比的实时监测与即时反馈机制。这一机制依托可穿戴健康监测器、智能家居设备以及多样化的传感器网络，追踪并记录用户的各项生命体征，包括心率波动、血压状况、血糖平衡以及体温变化等，全面覆盖用户的健康监测数据。这些智能设备巧妙地融入日常生活，数据的收集过程变得自然流畅，无须用户额外操心。一旦数据被捕捉，它们便被即时传送至云端服务器或医疗管理系统，人工智能算法会对这些数据进行深度剖析与解读，挖掘出隐藏的健康信息。这种即时的反馈不仅极大地提升了健康管理的响应速度与效率，更为用户构建了一个动态调整、持续优化的生活方式框架，促使他们逐步培养更为健康的生活习惯，有效降低潜在的健康风险。

在现代健康管理中，可穿戴设备已成为不可或缺的监测利器。这些小巧而强大的设备，借助光电传感技术，能够全天候不间断地追踪心率波动、血氧饱和度、血压等生理指标，为用户构建起一道坚实的健康防线。智能手表以其智能化的预警系统脱颖而出，一旦监测到心率异常，它会以振动或语音提示的方式，及时提醒用户注意，建议其适时休息或进行深呼吸等放松练习，以调节身心状态。一些设备还集成了心电图功能，能够深入探索心脏的生理活动，一旦捕捉到心律不齐等潜在健康风险信号，便立即发出就医提醒，确保用户在第一时间获得专业医疗建议。这种即时监测与反馈的闭环机制，有助于增强用户主动干预、积极预防的健康意识，在健康风险萌芽阶段，便迅速采取有效措施，从而有效遏制严重健康事件的发生，为自身的健康筑起一道坚实的屏障。

智能家居设备正成为健康监测领域的得力助手。例如，智能体重秤不仅具备传统的称重功能，还增加了体脂率、身体质量指数等健康指标监测，并能自动同步数据至健康管理应用，以直观的趋势图表形式展示用户的体重变化趋势。又如，智能床垫如同一位隐形的睡眠守护者，内置的传感器会捕捉用户的睡眠细节，从时长到深浅比例再到翻身次数，无所不包。这些数据被传送至云端经处理后，会生成详尽的睡眠报告，助力用户洞悉自己的睡眠质量，还能获得个性化的改善建议。再如，智能药盒能定时提醒用户服药，并记录服药情况，确保治疗计划的精准执行。

实时反馈机制在健康管理中扮演着催化剂的角色，能极大地激发用户遵循健康计划的积极性。面对即时呈现的健康数据与个性化建议，用户能够直观感知到自身健康状况的微妙变化，从而更加主动地投身于健康管理实践中，进而增强他们坚持健康旅程的决心与信心。

物联网设备的实时监测与即时反馈功能还可以帮助医生和健康管理人员更好地了解患者的健康状况。通过了解患者的日常数据，医生可以进行远程监控，及时调整治疗方案，提高治疗效果。对于慢性病患者而言，实时监测和即时反馈尤为重要。通过对日常健康数据的分析，医生可以更早地发现病情变化，防止病情恶化，降低患者的住院率，减少他们的医疗费用。实时监测和即时反馈功能在公共健康领域也具有重要意义。通过分析物联网设备收集的大量健康数据，公共卫生专家可以识别出潜在的健康风险和疾病流行趋势，及时采取预防措施，保障公共健康。例如，在传染病暴发期间，物联网设备可以帮助追踪感染者和接触者，及时隔离和治疗，有效控制疫情扩散。

7.1.3.2 个性化健康管理与预警

物联网设备通过收集和分析用户的健康数据，可以为用户提供个性化的健康管理服务。每个人的健康状况和需求都不同，传统的健康管理方式难以满足个性化需求，而物联网设备能够精准地分析每位用户的健康数据，提供量身订制的健康建议。借助智能手表、健身手环等可穿戴设备，用户的心率脉动、步数累积、卡路里消耗乃至深度睡眠模式等健康数据，均得以被全天候、无遗漏地实时捕捉并记录。这些数据被安全地传输至云端，经由精密的算法系统进行深度剖析，从而为用户制订个性化的健康指导方案。

当物联网设备洞察到用户的日常活动量不足时，会温馨提醒用户增加每日步数，或鼓励用户参与适量的有氧运动，助力用户唤醒身体活力。对于睡眠质量欠佳的用户，物联网设备则通过深入分析其睡眠数据，提出诸如调整作息时间、优化睡眠环境等贴心建议，从而提升用户的睡眠

第 7 章 结论与展望

质量。这一系列个性化的健康建议，能够引领用户逐步优化日常生活习惯，提升整体健康水平，让健康成为生活最坚实的后盾。

智能手环能细致入微地记录用户的饮食习惯与营养摄取详情，精准评估用户的饮食结构，揭示是否存在营养失衡的隐患。基于这一深刻洞察，物联网设备能精心订制饮食指南，鼓励用户增加蔬果摄入，减少高糖高脂食品的摄入，从而助力用户营养均衡。

物联网设备的预警功能在健康守护中扮演着举足轻重的角色。它们时刻监测着用户的健康指标，一旦察觉到任何异常迹象，便立即拉响警报，并以最快速度将这一紧急信息传达给用户及其医疗支持团队，确保干预措施能够迅速到位。例如，当物联网设备捕捉到用户心率异常飙升或心律失常，会即刻发出警报，并建议用户暂停手头活动，尽快寻求医疗帮助，从而为可能的心脏病发作争取黄金救治时间。这种高效的预警与干预机制，在健康问题萌芽阶段就给予及时且有效的治疗，极大地提升了健康管理的成效与患者的康复率。早期干预能让疾病的发展得到有效控制，大幅降低并发症的风险，引领患者走向更高品质的生活。

物联网设备的预警功能在慢性病管理中发挥重要作用，因为慢性病的早期症状往往不明显，容易被忽视，而持续监测可以及时发现危险信号，从而及早进行干预，进而避免病情恶化。

物联网设备的预警功能还可以作用于公共卫生管理领域。通过分析大量用户的健康数据，公共卫生专家可以识别出潜在的健康风险和疾病暴发趋势，及时采取公共健康干预措施。比如，当物联网设备捕捉到某一区域用户的心率普遍上升的异常信号时，公共卫生部门可以迅速响应，采取果断措施，守护公众安全。

个性化健康管理与预警机制的引入，不仅极大地提升了个人健康管理的精准度与效率，还为医疗服务体系注入了新的活力。物联网设备的持续监测与数据分析能力，助力医生更全面地掌握患者的健康动态，从而制订更加贴合个体需求的治疗策略，实现治疗效果的最优化。以血压与心率的长期监测为例，医生可根据患者的实时数据灵活调整药物剂量，从而既确保疗效，又有效规避不必要的副作用。此外，物联网设备累积的海量健康数据，还能为医疗研究开辟新的可能，如助力研究人员深入探索疾病的发生发展规律，为创新治疗方法的研究提供坚实的数据支撑，推动医学科学的不断进步。

7.1.3.3　健康数据的整合与共享

物联网设备强大的健康数据整合与共享能力，能够极大地增强医疗服务的协同性与高效性。物联网设备能够将家庭医生、专科医生及医院等多元健康服务提供者紧密相连，实现用户健康信息的无缝流转与共享。这意味着，无论用户身处何地，用户的健康状况都能被每一位参与治疗的专家所洞悉，进而制订更加个性化的治疗方案。

以糖尿病患者为例，专科医生通过深入分析患者的长期血糖数据，能够精准调整治疗策略，确保患者获得最佳的治疗效果。医院在接收急诊病人时，也需要能快速访问其病史和实时健康数据，从而在最短时间内制订合适的治疗方案。

公共卫生部门通过物联网设备收集到的大量健康数据，可以进行大规模的健康数据分析，从而识别出潜在的健康风险或疾病暴发可能。比如，通过分析某社区居民的健康数据，公共卫生专家发现居民血压普遍偏高，这预示着可能的高血压流行趋势，从而需要及时采取公共健康干预措施，如组织健康讲座、推广健康饮食和生活习惯等。这不仅提升了医疗服务效率，还显著提高了疾病预防、诊断和治疗质量。

在享受物联网设备带来便利的同时，确保用户数据和隐私安全至关重要。开发和部署物联网设备时，必须建立严格的数据保护措施和透明的用户协议。只有通过可靠的安全机制，防止未经授权的访问或滥用，用户的敏感健康数据才能得到妥善保护，从而促进物联网设备在健康管理中的广泛应用。

数据保护的重要措施是加密，以确保在数据传输和存储的过程中，不会被截获或篡改。高级加密标准和传输层安全协议等技术，可以有效防止数据泄露。身份验证和访问控制也是数据保护的重要措施。通过多因素身份验证，确保只有受权用户才能访问健康数据。制订严格的访问控制策略，限制不同用户的访问权限，防止数据被滥用。

构建一份透明的用户协议，是构筑用户信任基石的关键步骤。此协议需要详尽阐述数据的采集、应用及共享机制，同时清晰界定用户的数据主权与隐私权保护措施，确保每位用户都能明了自己的数据流向与保护边界。用户应享有自由查看、管理个人健康数据的权利，以及随时撤回数据共享授权的权利。此外，健康服务提供者应秉持开放透明的原则，定期向用户反馈数据使用情况，让数据处理流程在阳光下运行，提升用户对健康服务的满意度。

物联网设备在健康管理领域的广泛应用，不仅加速了医疗服务的高效化与优质化进程，还为公共健康管理插上了翅膀。借助大规模健康数据的整合与分析能力，公共卫生部门及相关专家能够更精准地洞察疾病发生规律，提前布局预防策略，实现疾病的早发现、早干预。例如，流行病学专家可依托海量健康数据，精准预测流感疫情走势，从而及时部署干预措施，有效遏制流感病毒的扩散，守护公众健康。

物联网设备在健康管理领域的深入应用，正以前所未有的力量推动着个性化医疗的蓬勃发展。个性化医疗的核心在于精准捕捉每位患者的健康数据，并以此为依据为其量身订制治疗与管理策略。以癌症治疗为例，医生能够依据患者的基因图谱及治疗反馈，灵活调整治疗策略，力求在提升疗效的同时，最大限度地减轻患者的负担。

展望全球健康管理的发展，物联网设备的跨界融合正在推动全球范围内健康数据的共享与协同管理革命。这不仅为传染病的快速响应与防控、慢性病的综合管理提供了强有力的支持，还极大地促进了健康管理技术与最佳实践的全球流通与共享，为提升全人类的健康水平贡献着重要力量。

7.1.4 人工智能技术在体医融合中的作用

人工智能技术在体医融合中展现出非凡的能力。通过机器学习算法，人工智能技术能够从海量的健康数据，包括患者的医疗记录、实时生理监测数据、遗传信息以及生活方式等中识别出其中的规律。

7.1.4.1 人工智能系统在健康数据处理与预测中的作用

通过深度剖析个体的历史健康数据与即时监测数据，AI系统能够捕捉到心血管疾病等重大健康威胁发生前的蛛丝马迹，并发出及时的预警信号。这彻底改变了传统医疗"事后诸葛亮"的应对模式，让医学步入了"未雨绸缪"的新纪元。AI系统预测功能的意义远不止提前发现健康问题，还在于为医疗干预争取了宝贵的时间窗口，使得治疗措施能够更早、更精准地介入，从而有效遏制疾病的进展与恶化，同时为患者大幅减轻经济负担。在AI系统的辅助下，医生能够更快、更有效地为患者制订适宜的健康管理措施，从而筑起一道坚实的防线，有效抵御疾病的侵袭。

人工智能系统在健康数据处理领域的应用，能够对复杂的数据体系进行深刻剖析与多维解构。依托先进的深度学习算法，人工智能能够精准解析文本记录、影像资料及基因序列等数据信息。

以医疗影像分析为例，人工智能能够捕捉到肿瘤病变的细微迹象，甚至在症状尚未充分展现出来时便将其锁定，从而为肿瘤的早期诊断与干预开辟了新的可能。这一突破性进展，无疑为患者赢得了宝贵的治疗时间，大幅提升了生存率。

在对遗传信息的分析中，人工智能系统更是展现出了其无与伦比的优势。它能够深入剖析海量的基因组数据，精准定位与特定疾病紧密相连的遗传变异，为罕见病与遗传性疾病的早期诊断与治疗奠定基础。通过综合考量家族病史与个体基因图谱，人工智能系统能够精准评估个体罹患遗传性疾病的风险，并据此量身订制个性化的预防策略。这种基于

第 7 章 结论与展望

基因信息的健康管理新范式，不仅精准高效，还能引导人们在生活方式调整与医疗决策制订上迈向更加科学、合理的道路。

实时生理监测数据作为健康管理领域的基础，其重要性不言而喻。如今，可穿戴设备与智能手机上的健康应用程序，能够实现对心率、血压、血糖水平等关键生理指标的持续追踪。物联网技术的加持，更是让这些数据得以无缝对接云端服务器，为人工智能系统的即时处理与深度分析铺设了高速通道。人工智能系统动态监测着人们的身体状况，一旦捕捉到心率、血压等指标的异常波动，便即时发出预警，引导人们及时就医，从而有效预防突发性疾病的发生，为人们的生命安全筑起一道坚实的防线。

针对生活方式数据，人工智能系统也展现出了其独特的魅力。它能深入洞察个体的饮食习惯、运动模式、睡眠质量等多维度信息，并进行全方位、立体化的综合评估。通过这样的分析，它能精准识别出潜藏于日常生活中的健康风险因素，如因饮食过量而悄然逼近的肥胖危机，或是因长期熬夜而暗藏的心血管隐患。针对这些健康挑战，人工智能系统会量身订制科学的饮食指导、个性化的运动方案以及有针对性的睡眠改善策略，助力人们调整生活方式，降低健康风险，享受更加健康、活力四射的人生。

人工智能系统在健康数据处理与预测领域运用的深远影响不仅体现在促进个人健康管理的精细化上，还体现在助力公共卫生体系的完善与医疗资源的优化配置上。借助对海量健康数据的深度剖析，公共卫生部门能够敏锐捕捉流行病的萌芽信号与传播脉络，据此制订出精准、高效的防控蓝图。以传染病突发为例，人工智能系统凭借其强大的数据分析能力，能够迅速整合病例信息与患者行动轨迹，精确模拟疫情走向与波及范围，为公共卫生部门实施靶向性强的隔离与防控举措提供科学依据，从而有效遏制疫情蔓延。

人工智能技术在医疗资源调配中同样扮演着至关重要的角色。它通过分析患者的多维度数据，实现医疗资源的智能化、动态化配置，从而提升医疗服务效能。具体而言，针对医院急诊室的繁忙景象，人工智能能够精准预测患者流量高峰，为医院提供前瞻性指导，助力医院灵活调整人员与设备配置，显著缩短患者的等待时间，优化急诊服务体验。这种数据驱动的资源管理新模式，不仅能有效提升医疗服务的质量，还能有效降低医疗机构的运营成本。

人工智能在健康数据处理与预测领域的实践，彰显了其在推动预防医学革新、促进个性化医疗发展以及增强公共卫生管理能力上的巨大潜能。通过无缝整合与深度剖析来自多渠道的健康数据，人工智能能够生成全面细致的健康画像与管理策略，为疾病的早期预警与干预提供强有力的支持。此外，人工智能还在医疗资源的优化配置与公共卫生服务效率提升上扮演着重要角色，开辟了一条通往更高效、更精准的健康管理新路径。随着科技的不断发展，人工智能在健康数据处理与预测方面的应用边界将不断拓展，从而为个体健康守护与公共卫生福祉的增进贡献更强大的力量。

7.1.4.2 人工智能在诊断与治疗方案制订中的作用

在诊断与治疗方案的制订上，人工智能技术展现出巨大的潜力。人工智能算法能够深入分析复杂的医疗影像，检测出微小的病变，从而极大地提高诊断的准确性和效率。

相较于传统医疗影像分析对放射科医生深厚经验与精湛技艺的依赖，人工智能以其独特的深度学习算法，能够从海量的影像数据精准提炼出关键特征，即便是很细微的异常也难逃其"法眼"。以肺癌早期筛查为例，人工智能系统凭借其非凡的洞察力，能够细致入微地分析胸部CT扫描图像，敏锐捕捉人工初筛时往往容易忽视的微小结节。这为疾病的早期诊断与及时干预提供了有利条件，从而大幅提升患者的预后质量。

人工智能在心血管疾病诊断领域的贡献同样不容忽视。面对这一复杂多变的健康挑战，人工智能算法以其卓越的数据分析能力，成为心电图与心脏超声波等关键诊断工具的得力助手。它能自动解码心电图信号的微妙变化，精准捕捉心律失常、心肌缺血等异常迹象，为医生提供详尽的心脏健康报告。同时，人工智能算法还能深入剖析心脏超声波图像，细致评估心脏的结构健全度与功能状态，如心脏瓣膜的灵活运作及心室的有效收缩，助力医生构建更为精准的心血管疾病诊断图景，并据此规划科学合理的治疗方案。

在癌症治疗的个性化探索中，人工智能更是展现出其巨大潜力。面对每位患者独特的病情背景与治疗需求，人工智能通过深度挖掘其基因组图谱、病理资料及治疗反馈数据，绘制出个性化的治疗方案。它不仅能精准识别驱动癌症发展的特定基因变异，还能据此推荐针对性强的靶向疗法，从而实现"一患一策"的精准医疗愿景。这种创新的治疗策略不仅能显著提升治疗效果，让患者获得更显著的康复进展，还能有效减轻治疗负担与副作用，为患者带来更安全、高效的抗癌新希望。

在个性化治疗方案的精心策划中，人工智能展现出了其全面、细致的考量能力，不仅聚焦患者的生理状况，还深入探索其生活方式与环境因素的微妙影响。以糖尿病患者为例，人工智能系统能够细致剖析患者的饮食偏好、运动习惯以及持续的血糖监测数据，从而制订出既符合个人需求又科学合理的生活方式指南与药物调整策略。对于需要长期细致照护的慢性病患者而言，人工智能凭借其持续不断的监测与即时分析能力，能灵活调整治疗方案，确保每一步治疗都精准到位，最大化治疗效果。

人工智能技术在临床试验的创新设计与高效执行中发挥重要作用。临床试验作为新药与疗法安全性和有效性的重要验证环节，其设计与执行效率至关重要。在传统模式下，这一过程往往伴随着高昂的成本与复杂的操作。而今，人工智能凭借其强大的数据处理与预测能力，能够深入挖掘历史临床试验数据与患者数据的内在规律，从而优化试验设计，提升试验成功概率。人工智能不仅能够精准预测哪些患者对新药反应更积极，还能在试验过程中实时监控，迅速识别潜在风险与挑战，灵活调整试验策略，确保临床试验的顺利进行与最终成功。

在药物研发领域，人工智能正以其不可阻挡之势拓宽其应用边界。面对新药研发周期长、成本高昂的固有挑战，人工智能以其卓越的数据分析能力，加快了药物靶点发现与筛选过程。通过深度挖掘海量的生物医学数据，人工智能能够精准捕捉与特定疾病紧密相关的基因与蛋白质线索，并绘制出潜在药物靶点的清晰图谱。更进一步，人工智能还能模拟药物与靶点间的微妙互动，预测药物的疗效与潜在副作用，为新药的开发与优化之旅铺设了一条更为高效、精准的路径。

在放疗计划制订中，人工智能同样展现出其非凡的潜力与独特优势。放疗的关键在于精确锁定肿瘤位置并计算出最优的放射剂量，以实现治疗效果的最大化与对正常组织损伤的最小化。传统上，放疗计划的制订是一项复杂且高度依赖医生经验的任务；而今，人工智能凭借其强大的学习能力，能够依据对海量放疗数据的深入分析，自动生成既高效又安全的放疗计划。人工智能系统能够精准解析患者的 CT 与 MRI 图像，细致勾勒出肿瘤的轮廓，并科学计算出放射剂量的最佳分布，确保每一次治疗都精准无误。研究表明，人工智能生成的放疗计划在效率上实现了质的飞跃，有效提升了治疗效果。

7.1.4.3 人工智能在康复与远程医疗中的应用

在康复领域，人工智能技术的应用使康复设备能够更智能地与患者互动。智能康复设备，如机器人辅助的运动康复设备和虚拟现实康复系统，利用人工智能算法能实时跟踪患者的康复进程，并根据患者的反馈和进展自动调整康复计划。例如，人工智能系统可以根据患者的运动表现和康复进展，实时调整康复训练的强度和内容，从而提供个性化的康复支持。这种即时响应、高度个性化的康复模式，正以前所未有的力度提升着康复成效，为患者的康复之旅保驾护航。在康复中心，机器人辅助的运动康复设备已成为患者不可或缺的伙伴，它们以机械臂等精密装

第 7 章 结论与展望

置为载体,助力患者过各类康复训练难关。

机器人手术助手以其无与伦比的精细操作与稳定性能,在医学领域开辟了新纪元,这是传统手术操作难以企及的高度。在微创手术中,它们能够深入狭小或人类医生难以触及的区域,以超高的精准度执行手术任务,同时最大限度地保护患者体内其他组织的完整,减少不必要的损伤。这种极致的精准不仅直接提升了手术的成功率,还为患者带来了更短的术后恢复周期与更低的并发症风险,让康复之路更加顺畅。此外,机器人手术助手还配备了先进的视觉辅助系统,通过高清摄像头与尖端成像技术的融合,为外科医生呈现出一幅幅清晰、放大的三维手术图景。这不仅让组织结构、血管、神经等关键要素一目了然,还为手术的精准定位与区分提供了强有力的支持,使得整个手术过程更加安全、可靠。值得一提的是,机器人手术助手还以其卓越的辅助能力,有效改善了医生的工作条件。在漫长、复杂的手术过程中,它们承担起繁重的物理劳动,减轻了外科医生长时间保持同一姿势操作带来的体力负担与手部震颤风险,从而确保了手术操作的高质量与稳定性,为患者安全与健康筑起了坚实的防线。

随着科技的不断进步,机器人手术助手正悄然改变着医疗服务的传统模式。借助先进的远程控制技术,外科医生能在数千公里之外操控机器人助手完成手术,这一突破打破了地域限制,为偏远地区的患者带来了高质量的医疗服务。在这个互联互通的时代,机器人手术助手正以其独特的优势,搭建起一座座连接健康与希望的桥梁,让优质医疗资源得以更广泛地惠及每一个有需要的人。

虚拟现实康复系统深度融合人工智能技术,为患者量身打造个性化康复训练新体验。借助虚拟现实康复系统,患者能够沉浸于一个既安全又可控的环境中,自由模拟并实践日常生活中的多样活动。无论是稳健的步行练习、挑战性的楼梯攀爬,还是精细入微的手部运动,都能在虚拟空间中完美复刻。人工智能算法则如同一位无形的教练,时刻关注着患者的每一个动作，精准捕捉训练成效，并依据患者的即时反馈与进展，智能调整训练方案与难度梯度。这种灵活多变的训练模式，不仅能激发患者的参与热情，还能显著提升康复训练的效果与效率。

在远程医疗服务领域，人工智能技术的融入极大地提升了服务的效率与精准度。借助视频通话，医生能够突破时空限制，直观审视患者的症状，同时，人工智能系统作为得力助手，凭借其强大的数据分析能力，助力医生做出更为精准的诊断决策。在这一过程中，人工智能系统能够捕捉患者面部表情的微妙变化、语音中的健康线索以及行为模式的隐藏信息，从而精准识别可能的疾病迹象，为患者带来及时的初步诊断指导。人工智能技术还以其独特的个性化魅力，深入患者的健康管理中，通过对患者日常活动轨迹的追踪、饮食习惯的深入剖析以及睡眠质量的全面监测，绘制出一幅幅精准的健康画像，并据此量身订制健康改善计划。值得一提的是，在慢性病管理的漫长征途中，人工智能系统更是展现出了其不可或缺的价值。它能够实时监测患者的血糖、血压等关键生理指标，一旦发现异常波动，便立即发出预警信号，并迅速提供有针对性的健康指导与建议。这种即时、精准的干预措施，能有效降低慢性病恶化的风险，从而为患者带来更加安心、便捷的疾病管理体验。

人工智能赋能的远程医疗平台，正以其卓越的数据洞察能力，引领着医疗资源的优化配置。该平台通过对数据的深入分析，精准捕捉医疗资源需求的变化，从而做出相应调整。如遇疾病突发的紧急情况，该平台能够迅速响应，紧急调配增援的医生和先进医疗设备，确保患者能够及时获得高质量的医疗服务。不仅如此，该平台还能促进医疗机构之间的无缝对接与深度协作。通过数据共享与紧密配合，不同医疗机构间的协同效应显著增强，整体医疗服务的质量与效率得到质的飞跃。这种基于人工智能技术的远程医疗平台，不仅重塑了医疗资源的分配格局，更为构建更加公平、高效、协同的医疗健康体系奠定了坚实基础。

7.2 体育健康促进与体医融合未来发展趋势与潜在影响

展望未来，智能化技术不仅将持续发挥其内在潜力，还将不断拓展其应用边界，致力提升个体健康管理效率与精准度至全新高度，并将在公共卫生防控、医疗资源优化配置以及健康教育普及等关键领域，掀起一场深刻的变革，为构建更加健康、智慧的社会生态贡献重要力量。人工智能、大数据、物联网、虚拟现实与增强现实等技术的综合应用，将推动健康管理模式从被动响应向主动预防转变，实现全方位、全周期的健康服务。同时，随着智能设备和技术的普及，社会各界对健康和医疗数据的隐私保护和安全性要求也将日益提高。这将带动相关法律法规和技术标准的完善，为构建更安全、高效和人性化的健康管理体系奠定基础。

7.2.1 健康管理的精准化和个性化

随着科技的迅猛发展，智能化技术，如人工智能、大数据和物联网正逐渐成为健康管理的核心推动力。在未来的健康管理图景中，这些技术将发挥举足轻重的作用，引领健康管理迈向一个更加精细化、个性化的新纪元。个性化的健康管理，不仅是对身体状态的精准把控，还是对生命质量的全面提升。

7.2.1.1 精准化健康管理

精准化健康管理的精髓在于其能够驾驭先进的数据分析技术，精准地把握个体的健康走向趋势，洞悉健康风险。健康管理平台汇聚了来自遗传、生活习惯、环境等多维度的数据，通过对这些数据的整合与处理，绘制出一幅幅详尽、精准的个人健康图谱。这不是数据的堆砌，而是智慧与关怀的结晶。随着人工智能与大数据技术的日新月异，健康管理平台能够更加深入地剖析个体的日常轨迹、饮食偏好与生理节律，尽早揭示心脏病、糖尿病等潜在健康威胁的蛛丝马迹，并据此量身打造预防策略，将预防医学与早期干预贯彻至健康守护中。人工智能技术在诊断领域也表现卓越。它能够深入剖析症状与医学影像的细微之处，便能在捕捉到端倪的同时做出精准诊断，这无疑增强了诊断的准确性与时效性。

精准化健康管理构筑于全面、细致的数据收集与深度分析之上。借助一系列智能设备，如可穿戴健康监测器、智能家居以及遍布生活各处的传感器，个体的健康轨迹被不间断地捕捉并记录下来。从心脏的每一次跳动、血压的微妙波动到血糖水平的监测、体温的细微变化，都是健康管理平台的数据。同时，个体的日常活动量、饮食摄入的均衡度、睡眠质量等也被一一记录，所有这些数据共同绘制出一幅详尽的个体健康画像。

人工智能技术的机器学习算法能够洞察个体的运动习惯是否合理，并通过对心率与运动数据的深入分析，预测未来可能遭遇的心脏健康挑战。这种预测能力使得健康管理平台能够在疾病萌芽之际便迅速采取行动，实施精准的干预措施，守护用户的健康未来。

人工智能技术在健康管理中的应用不限于数据分析和风险预测，还在诊断和治疗方案的制订上展现出巨大潜力。人工智能算法能够对复杂的医学影像进行深入分析，并提供精准的诊断。例如，通过分析 X 光片、计算机断层扫描（computed tomography, CT）和核磁共振成像（nuclear magnetic resonance imaging, NMRI）等影像数据，人工智能可以检测出微小的病变，如早期的癌症病灶，从而显著提升诊断的准确性和及时性。人工智能系统还能基于患者的健康状况，综合考虑其病史、当前健康状态、遗传因素和生活习惯，生成个性化的治疗建议。这种数据驱动的方法不仅能提高治疗的成功率，还能减少医疗资源的浪费，促使医疗服务更加高效和精准。

在康复领域，人工智能技术同样展现出重要作用。智能康复设备通过人工智能算法实时跟踪患者的康复进程，并根据患者的反馈和进展自动调整康复计划。

第 7 章 结论与展望

人工智能技术同样以其强大的能力，拓宽了远程医疗的边界。人工智能赋能的远程医疗平台，连接了患者与医生。患者无须长途跋涉，只需轻点屏幕，即可享受医生的专业咨询与远程诊疗服务。这一创新服务模式，尤为惠及偏远地区的居民与行动不便的患者，极大地提升了医疗服务的可及性与便捷性。

7.2.1.2 个性化健康服务

每个人的生活环境和心理状态都是独一无二的，这就需要健康管理方案能够针对个体的具体情况进行调整和优化。智能健康平台能够基于个体的健康数据生成订制化的健康改善计划，包括饮食、运动、心理调节等方面的具体建议。在慢性病管理的过程中，智能健康平台以其卓越的数据处理能力，实现了治疗方案的动态优化和对药物副作用的严密监控，旨在达到治疗成效的最优化。个性化健康服务的核心理念在于通过精准匹配用户需求，显著提升健康干预的效力与用户满意度。智能设备作为健康监测的先锋，能够连续追踪个体的生理机能与生活行为，即时反馈健康状况并给出具有针对性的建议，助力用户自主、高效地管理自身健康。以智能手环为例，其不仅能够精准捕捉心率波动、睡眠质量及日常活动量等信息，还能依托大数据分析技术，生成详尽的个性化健康报告与改善策略，引导用户调整生活方式，维系健康状态。

个性化健康服务的基石在于对用户健康数据的全面捕捉与深入分析。智能健康平台依托可穿戴设备、智能手机及家庭健康监测设备等多元化数据采集渠道，构建起一个覆盖生理指标（心率、血压、血糖等）、生活习惯（饮食模式、运动习惯、睡眠状况等）及环境因素（空气质量、噪声污染等）的全方位健康数据网络。通过对这些多维度数据的实时追踪与记录，平台能够构建出用户健康状态的精细画像，进而运用先进的数据分析算法，挖掘隐藏的健康风险与改善契机，以为个性化健康干预策略的制订提供坚实的数据支撑与科学依据。

在个性化健康服务领域，智能健康平台依托人工智能与大数据技术从海量数据中精准捕捉用户的健康模式与潜在风险。具体而言,智能健康平台能够细致分析用户的心率波动与运动轨迹,据此评估用户患心脏病的可能性;还能够通过对饮食偏好与血糖水平的深入剖析,敏锐洞察糖尿病的早期征兆。这种基于数据驱动的预测能力,极大地提升了健康管理方案的精准度,使其能够紧密贴合用户的个性化健康需求,从而实现健康干预措施的精细调整与持续优化。

个性化健康服务不仅在预防医学方面具有重要意义,还在治疗和康复过程中发挥了巨大作用。对于慢性病患者而言,个性化健康服务尤其关键。智能健康平台可以根据慢性病患者的实时数据,动态调整治疗方案。例如,糖尿病患者可以借助智能设备实时监测血糖水平,智能健康平台则根据监测数据调整胰岛素的使用剂量,确保血糖水平保持在健康范围内。对于需要长期康复的患者,智能康复设备可以根据康复进展实时调整训练计划,确保康复活动既安全又有效。

在个性化健康服务领域,心理健康占据着一席之地。智能健康平台凭借其强大的数据分析能力,能够敏锐洞察心理健康问题。通过细致监测用户的睡眠质量、日常活动轨迹及情绪波动的微妙变化,智能健康平台能够精准识别出用户潜藏的焦虑、抑郁等心理健康挑战。面对这些挑战,智能健康平台能提供一系列科学的心理调节策略,如放松技巧训练、专业的心理咨询等,从而促进用户心理健康状态的积极转化。

个性化健康服务远不止于提升健康干预的精准度,还能构筑用户满意度与依从性并重的健康管理体系。智能设备作为健康管理的得力助手,不间断地捕捉用户的生理指标与生活习态,实时反馈健康状况,并据此生成个性化的健康报告与改进建议。以智能手环为例,它不仅是健康数据的忠实记录者,还是用户生活方式的智慧顾问,通过数据分析,助力用户精准调整作息、优化运动方案,引领其形成更加健康的生活方式。在这一过程中,用户能亲眼见证健康数据的积极变化与改善成果,这种高透明度与即时反馈,无疑加深了用户对健康管理计划的信任,为健康

第 7 章　结论与展望

之路铺设了坚实的基石。

智能健康平台正以其个性化健康服务驱动着用户健康行为的深刻变革。通过精心设计的奖励机制与充满活力的社交互动，智能健康平台激励用户主动拥抱更加健康的生活。每当用户达成日行万步的目标或遵循健康饮食的准则，智能健康平台便以积分、奖励等形式给予正面回馈，从而强化用户的参与热情与行动动力。同时，智能健康平台是用户分享健康旅程、传递正能量的平台。在这里，每个人都可以是故事的主角，分享自己的健康蜕变与成功喜悦，相互间的鼓励与支持汇聚成一股强大的正能量，推动着健康行为的集体跃升。

展望未来，随着人工智能与大数据技术的日新月异，智能健康平台将拥有更加敏锐的洞察力，能更精确地剖析用户的健康图景，量身打造更个性化的健康干预策略。此外，随着技术的持续演进，健康数据的边界将进一步拓宽，微生物的基因序列等丰富信息将被纳入分析范畴，为健康管理带来前所未有的全面性与精准度。

然而，在追求服务创新与优化的同时，个性化健康服务需要筑牢数据安全与隐私保护的坚固防线。健康数据作为用户的隐私，其安全性与保密性不容丝毫懈怠。智能健康平台必须构建起严格的数据防护体系与透明的用户协议框架，确保每一份健康数据都免受未经授权的侵扰与滥用。唯有如此，用户方能安心将自己的健康信息托付于平台，共同开启智能健康服务的美好未来。

7.2.1.3　综合健康管理

未来的健康管理将是一幅涵盖物理、心理及社会适应性等多维度健康的壮阔画卷。这一愿景的实现需要智能健康平台跨越传统界限，广泛整合各类数据源，如心理测评报告、社交互动记录等，编织一张全方位、立体化的健康管理网络。在此网络中，健康管理平台不仅扮演着健康守护者的角色，还扮演着心理健康的导航者与社会适应性的引路人的角色。通过深入挖掘与分析这些数据，智能健康平台能够精准把握用户的健康全貌，并以此为依据提供订制化、一站式的健康管理服务。在心理健康领域，智能健康平台能够依据用户的心理测评数据，敏锐捕捉潜在的心理波动与困扰，及时推送个性化的心理干预方案。在社会适应性方面，智能健康平台则运用其强大的数据分析能力，透视用户的社交互动轨迹，扩大社交技能的提升空间，并据此提供具有针对性的指导与策略。

7.2.2 虚拟现实和增强现实技术在康复训练中的广泛应用

在康复训练领域，虚拟现实与增强现实技术的深度融合正开辟出一条治疗新径。这两项前沿科技，通过构建沉浸式模拟环境与叠加现实体验的方式，不仅能显著加速患者的康复进程，还能赋予康复进程前所未有的趣味性与互动性，让患者在愉悦中重获健康。展望未来，随着技术的持续跃进，虚拟现实与增强现实技术在康复训练领域的应用将步入一个更加成熟的阶段。

通过人工智能算法与虚拟现实、增强现实技术的融合，康复程序可以自动调整至适应每个患者的具体需求和进度，从而为每个患者提供量身订制的康复体验。人工智能算法能够深度剖析患者的训练数据，敏锐捕捉康复过程中的细微变化与潜在挑战，进而智能调整训练策略。此外，人工智能还擅长从海量康复案例中汲取智慧，通过大数据分析不断优化康复训练流程，使每一份训练计划都建立在科学严谨的基础上，以更加贴合患者的个性化需求与身体状况。这种数据驱动的方法，不仅增强了康复训练的科学性，更让康复之路充满了人文关怀与温暖。

随着科技的不断发展，虚拟现实与增强现实技术在康复领域的融合应用正步入一个全新的阶段。它们将传统康复过程从单调乏味中解放出来，提供了一个充满活力、互动性十足的全新治疗体验。智能化的康复训练方法，既能加快恢复进程，还能提升康复成效。同时，这为医疗人员提供了数据宝藏，通过深度挖掘与分析海量数据，能够不断优化康复策略，推动整体治疗效率的进一步提升。展望未来，智能化康复训练不仅将见证无数健康奇迹的诞生，还预示着公共卫生领域将迎来一场效率与成本控制的双重革命。在这场革命中，虚拟现实与增强现实技术将成为引领潮流的关键力量，助力医疗界开创一个更加高效、精准、人性化的康复新时代。

7.2.3 健康教育和行为改变的创新

智能化健康教育系统作为大数据分析与人工智能技术的结晶，正引领着个性化健康指导的新风尚。它能敏锐洞察每位用户的健康画像，并融合用户的健康状况、生活习惯、个人偏好及行为轨迹，量身订制健康资讯与教育内容。以心血管疾病风险群体为例，智能化健康教育系统巧妙编织起一张由饮食调控、运动规划、压力缓释等多维度构成的防护网，精准对接每位用户的独特需求与生活方式，促使健康教育直击要害、有的放矢。面对行为尤其是根深蒂固的不良习惯的改变挑战，智能化技术能通过不间断地监测用户的日常行为与健康状况，第一时间捕捉细微的变化，并实时反馈，从而为用户的每一步成长保驾护航。当不良行为模式出现，智能化健康教育系统即刻启动干预机制，以温馨的提醒、鼓舞人心的激励信息及科学的替代行为建议，助力用户改变不良习惯，拥抱健康生活。智能手表与健康追踪器等也是用户的健康守护者，它们默默记录着用户的活动轨迹、饮食偏好与睡眠质量，一旦发现任何偏离健康的迹象，便会立即启动预警模式，为用户提供及时的调整建议。

一系列智能化技术的应用，不仅能极大地提升健康教育与行为改变的个性化与互动性，还能让健康管理活动建立在更加科学、系统的基石上。通过持续的数据采集与深入分析，健康管理系统能够精准评估教育与干预措施的实际成效，并根据用户的实时反馈与健康目标，灵活调整策略，确保每一步都走得坚实有力。

7.2.4 体育产业与医疗产业的深度融合

随着智能化健康技术的发展，体育产业开始向健康服务领域扩展。之前，体育产业主要提供与运动相关的产品和服务；现在，越来越多的体育企业开始涉足健康管理领域，提供从健康监测到康复治疗的全方位服务。这种趋势不仅完善了体育产业的服务功能，还为医疗产业带来新的增长点。体育场馆和健身中心逐渐转变为综合健康服务中心，不仅提供传统的体育活动服务，还增加了物理治疗、康复训练、健康咨询等服务。这种转变，既是对市场需求变化的直接响应，也是科技进步带来的机遇。

智能化技术特别是物联网和人工智能，为体育和医疗产业的融合提供了技术支撑。通过在运动装备和场馆中集成传感器，收集并分析运动者的生理数据，能够有效预防运动伤害，加快康复过程。智能设备能够实时监控个体的健康状况，提供及时的医疗干预建议，这对慢性病管理和老年人健康尤为重要。在健身领域，智能健身器材的崛起正引领着个性化与科学化训练的新风尚。这些前沿设备能够精准感知用户的身体状况，智能调节运动强度与模式，为健身爱好者量身订制训练方案。值得一提的是，这些训练数据还能实现远程共享，为用户的医疗团队提供即时健康进展评估，助力治疗方案的精准调整，从而构建起体育场馆、健身中心与医疗机构无缝衔接的桥梁。随着三方合作的日益深化，一个集健康评估、风险预警、专业训练、康复治疗及健康跟踪于一体的综合健康服务体系正逐步成型。这一体系将各类健康服务紧密相连，有利于实现资源的优化配置与服务流程的连续畅通。用户只需在一个平台上，就能享受到从初步健康评估到全方位健康管理的一站式便捷服务，大大提升了健康管理的效率。更为重要的是，这种综合服务模式能够确保每位用户获得与其健康状况高度匹配的支持与指导。如此一来，不仅个体健康得到了有效保障，更推动了全社会健康水平的提升。

7.2.5 社区健康管理的深化

随着智能健康平台日益融入社区健康管理体系，社区居民正步入一个连续、实时的健康监护新阶段。这得益于智能可穿戴设备与家庭健康监测设备的广泛应用，它们可以 24 小时不间断地监测居民的心率波动、睡眠质量及活动轨迹等生理指标。智能健康平台通过对这些数据的深入分析，能够捕捉潜在的健康威胁，同时触发健康警报，并提供个性化的健康改善建议。比如，当智能健康平台发现某社区高血压问题凸显时，便能迅速响应，策划并推出高血压专题讲座、增设便捷的血压检测点等举措，为居民提供订制化、高效能的健康干预服务。

智能化社区健康管理重塑了健康服务的面貌。每位居民的健康数据与服务轨迹都被精心记录、细致分析，绘制出一幅幅精准的健康画像。基于此，健康服务提供者可以量身订制更加贴合个体需求的健康干预方案，以提升干预的精准度，实现资源的优化配置，避免浪费。智能化社区健康管理还促进了跨学科的深度融合。医疗、体育、营养、心理等多领域的专家共享数据资源，共谋健康大计，为社区健康管理的全面提升贡献着各自的智慧与力量。这种多视角、多维度的合作，无疑为社区健康管理注入了新的活力。智能化社区健康管理的亮点在于其对居民健康参与感与归属感的强化。通过策划丰富多彩的健康活动，如步行挑战赛、健康知识竞赛等，不仅能激发居民对健康知识的学习，还能让他们感受作为社区一员的荣耀与责任。这种由内而外的健康动力，是推动居民持续参与健康活动、积极改变生活习惯的重要源泉。

7.2.6 公共健康应急管理水平的提升

智能化技术在公共健康应急管理中的应用主要体现在以下几个方面。

一是即时的健康监控与数据洞察。在物联网（IoT）技术的驱动下，环境传感器与可穿戴健康监测器等可实时捕捉空气质量、民众健康状态等数据。这些数据经由云计算的强大算力，实现秒级处理与深度分析，从而使任何健康异常或疫情苗头都能被迅速察觉。

二是预警机制的智能升级与精准触达。依托人工智能算法的深度学习能力，智能健康平台能够对海量健康数据进行深度剖析，精准识别潜藏的健康危机。一旦风险浮现，预警系统会即刻启动，不仅及时向卫生部门发出风险警报，还通过多渠道向公众发布预防指南与行动建议，以有效遏制疾病传播，减轻健康事件的社会影响。

三是科学应急，智驭疫情。面对疫情挑战，智能化技术成为公共卫生部门的得力助手。通过大数据分析、人工智能预测及模拟技术，公共卫生部门得以在海量数据中抽丝剥茧，精准预测疫情走向，模拟疫情传播路径与速度。这些科学预测不仅为决策者提供了制订政策、优化资源配置的有力依据，还助力医疗资源的精准投放，以及必要物资的迅速调配，从而有效遏制疫情蔓延势头，守护公众健康。

智能健康平台作为健康数据的汇聚中心，集成了医院、社区卫生服务中心及各类监测系统等多源数据，并凭借其强大的分析能力，即时洞悉潜在的健康风险，为公共卫生安全筑起一道坚实的防线。依托这一智能平台，公共卫生部门得以站在宏观视角，全面审视公共健康的整体态势，从而精准施策，动态调整应急响应策略，确保防控措施始终贴合实际需求。尤为重要的是，这种宏观监控的强化，极大地提升了资源配置的效率与精准度。公共卫生部门能够基于实时数据，精准判断哪些区域、哪些环节急需支援，从而确保有限的资源得到精准投放。

这种智能化的资源管理，不仅是对现有资源潜力的极致挖掘，更是对公共卫生危机应对能力的一次全面升级。更进一步，通过对数据的精细分析与模拟技术的巧妙运用，公共卫生部门便能敏锐捕捉到高风险区域与人群，为精准防控提供科学依据。不仅如此，智能健康平台还能模拟多种应急响应方案的效果，帮助公共卫生部门从众多选项中挑选出最优解，从而以最小的代价实现疫情传播风险的最大化降低。

智能健康平台紧密连接着公共卫生部门与广大公众，能够确保健康信息的精准传达与即时共享。借助智能手机和社交媒体，公共卫生部门能够迅速将疫情动态、健康指南及防护措施等关键信息推送至公众手中，从而显著提升公众的自我防护意识与应急响应能力。这一过程，不仅促进了公众健康素养的全面提升，还加深了公众对公共卫生部门的信赖与支持，有利于构建全民携手、共克时艰的坚固防线。

在公共健康应急管理中，智能化技术还扮演着技术支撑与人才培养的双重角色。通过融入虚拟现实与增强现实前沿技术，应急响应人员得以在高度仿真的训练环境中接受实战演练，模拟应对各类突发公共卫生事件。这种沉浸式的学习体验，能显著提升应急响应人员的专业素养与实战能力，助力他们在真实情境中迅速、准确地采取行动，为公共健康安全筑起一道坚实的屏障。

7.3 对未来体育健康促进与体医融合的研究和实践的建议

随着科技浪潮的涌动与社会需求的日新月异，体育健康促进与体医融合的研究与实践需要不断迎接新的挑战，把握新的机遇。本节提出的相关建议聚焦进一步深化对智能健康数据的分析、深化虚拟现实与增强现实技术在康复和健康教育中的应用研究、关注智能化健康服务的伦理与隐私问题、推动智能化健康服务的普及与应用、加强对健康服务从业人员的培训，以及促进跨学科合作与创新，从而为全民健康宏伟蓝图的实现，铺设一条坚实、宽广的道路。

7.3.1 进一步深化对智能健康数据的分析

通过分析可穿戴设备收集的数据，研究人员可以评估体育活动与长期健康之间的关系。通过监测心率变化和睡眠质量，研究人员可以识别心血管疾病或其他健康问题风险。这种数据驱动的方法不仅提高了预测的准确性，还为制订个性化的干预措施提供了依据。通过分析大规模的遗传数据与生活方式数据的交互，研究人员可以发现特定遗传标记与生活方式因素如何共同影响疾病的发展，这对制订个性化的治疗方案和预防策略具有重大意义。

为了充分挖掘智能健康数据，需要研发一系列前沿的数据分析利器，涵盖从机器学习模型到深度学习算法再到各类尖端人工智能技术，它们擅长从纷繁复杂的非结构化数据中提炼出有价值的信息。同时，数据融合技术的革新也能助力研究团队跨越数据孤岛，汇聚源自临床、实时健康监测的多方面数据，为探究复杂健康问题的本质提供有力支持。创新往往基于多学科、多技术交融。因此，在智能健康数据分析的征途中，领域专家倡导跨学科合作，试图将生物医学的严谨、公共卫生的宏观视野、计算机科学的计算力量以及行为科学的深刻洞察巧妙融合，共同绘制出一幅关于人类健康与疾病的全面、深刻且细腻的图景。

未来的健康数据分析不再限于单一的数据集或简单的统计方法，而将够实现实时、动态的健康监测和管理。这将极大地提升疾病预防的主动性和个体健康管理的效果，最终推动公共卫生的整体进步和健康促进的全面实施。

7.3.2　深化虚拟现实和增强现实技术在康复训练和健康教育中的应用研究

在康复训练领域，虚拟现实和增强现实技术通过创造可控的模拟环境或增强现实视觉，极大地提高了患者的参与度。使用虚拟现实技术，患者可以在虚拟环境中模拟行走或其他物理活动，这对那些在现实世界中因伤病难以执行这些活动的人尤其有益。这种沉浸式体验不仅可以减轻患者在康复过程中的痛苦感，还可以通过趣味化的游戏元素增加训练的吸引力，从而提高康复效率。融合人工智能算法与虚拟现实、增强现实技术的创新应用，正引领康复训练步入智能化新纪元。这一融合不仅实现了对训练全程的即时监控，还依托持续的数据支持和智能优化康复策略，确保每一步训练既安全又高效。

另外，这一融合还在健康教育领域掀起一场革新风暴。虚拟现实构建的沉浸式虚拟世界与增强现实打造的增强现实体验，让健康知识的传播焕发新生。想象一下，只需轻触手机或平板电脑，AR应用便能即时呈现营养指南或疾病预防小贴士，从而使健康知识学习变得既有趣又实用。展望未来，研究人员应深挖这一技术，开发出更多贴近用户需求的互动教育内容。比如，利用虚拟现实技术模拟真实急救场景，让学习者在虚拟世界中提升实战技能。又如，通过增强现实技术直观展示健康饮食的益处，助力人们在日常生活中践行健康理念。如此，技术不仅能显著提升人们的健康素养，还能引领人们形成健康的生活方式。

7.3.3 关注智能化健康服务的伦理与隐私问题

随着智能化健康服务的快速发展，数据安全和个体隐私保护成为亟待解决的重要问题。智能化技术在健康领域的应用，涉及个体的基础健康信息，以及用于识别个体身份的遗传信息等。因此，确保这些信息的安全是智能健康服务发展中需要严格遵守的伦理原则。

鉴于个体健康信息的敏感性，智能化健康服务提供者需要构建全方位、多层次的安全防线。他们应采纳更高级的加密技术，确保数据在传输与存储过程中的安全性；还应常态化安全审计机制，定期审视并加固安全壁垒。面对潜在的数据泄漏风险，紧急响应策略应能迅速有效地应对。此外，智能化健康服务团队也是安全体系中的关键一环。每位参与数据处理的员工都应具备高度的责任感，并通过系统的培训，掌握必要的安全知识与技能，从而减少由人为疏忽导致的安全漏洞。构建透明、公正的伦理框架，则是增强公众信任不可或缺的基石。智能健康服务提供者应坚持开放、透明的原则，向用户详尽阐述数据收集与使用的规则，确保用户在充分知情的前提下，自愿、明确地授权。同时，针对未成年人、老年人等，更应实施特别的保护措施，确保他们的权益得到充分尊重与保障。随着伦理和隐私保护措施的加强，公众对智能化健康服务的信任也将进一步增强，从而促进公众健康水平的提升。

7.3.4 推动智能化健康服务的普及与应用

随着技术的快速发展，智能化健康服务正逐渐成为日常生活的一部分。这些服务具备实时健康监测、提供个性化医疗建议，以及通过数据共享增强社区健康管理的能力，有助于极大提高公共健康水平。因此，有必要在社区和家庭推广智能化健康服务应用。

智能健康平台能够实时捕捉、深度分析并广泛分享居民的健康信息，从而助力社区医疗服务水平的提升。智能健康平台能够全方位、全天候地监护居民的健康状态，并能在发现健康隐患的同时迅速响应，施以援手。这不仅有利于优化医疗资源配置，还有利于降低医疗事故与健康危机的发生率，为社区居民健康筑起一道坚实的防线。智能健康平台对老年人与慢性病患者也十分友好。通过持续监测他们的健康指标，及时发出预警信号，并提供个性化的健康干预方案，从而有效遏制病情的恶化趋势。此外，智能健康平台还扮演着社区健康教育的先锋角色。通过深度挖掘居民健康数据，精准预测潜在的健康风险，并据此策划一系列的健康讲座、预防性检查等活动，以增强居民的健康意识与自我管理能力，减少疾病的发生。在公共卫生管理领域，数据的实时共享与分析能够助力公共卫生管理者洞悉社区健康的整体趋势，科学制订并动态调整公共卫生政策与措施，确保每一项决策都能精准对接社区需求，提升防控效果。

在家庭健康守护中，智能健康设备，如智能手表、健康追踪器乃至智能床垫，成为家庭健康管理的得力助手。它们能24小时不间断地监测家庭成员的生理指标。智能家庭健康管理平台则能巧妙地整合来自四面八方的健康数据，并形成一套完整、连贯的健康管理方案。该平台能通过对数据的智能分析，洞察健康变化的微妙趋势，为家庭成员量身订制健康改善计划。无论是调整作息、增加锻炼，还是优化饮食，平台都能提供科学合理的建议，让健康管理更加精准有效。智能家庭健康管理平台还具备强大的紧急响应机制。当发生心跳骤变或意外跌倒等异常情况，该平台都能第一时间发出警报，并启动应急流程。更重要的是，智能家庭健康管理平台能促进家庭成员之间的健康互动与关怀。通过共享健康数据，家人能够更加紧密地联系在一起，关注彼此的健康状况，共同制订并实施健康计划。这种基于爱与责任的健康管理方式，不仅能提升个体的健康水平，还能加深家庭成员之间的情感联系。

7.3.5 加强对健康服务从业人员的培训

智能化技术在健康服务领域的有效应用在一定程度上依赖健康服务从业人员的技术熟练度和专业知识。未经系统培训的人员无法充分发挥这些工具的功能，甚至可能因错误使用而带来风险。

为了最大化智能化健康服务的潜力与价值，培训计划应当精心构建，覆盖以下几个重要领域。

第一，技术驾驭与运营管理。在智能化健康管理领域，每位从业人员都应成为技术操作的能手与管理的智者。首先是精通的手动输入数据的能力，以确保每一条健康数据都能被准确无误地录入系统，从而维护数据的完整性。尽管现代智能设备以用户友好著称，但面对纷繁复杂的数据，精准的手动输入能力依然不可或缺。其次是熟练掌握各类智能监测设备的操作要点，从轻便的运动手环到精密的心电监测仪再到多功能的体征监测系统，对它们的每一步操作都需要严谨规范，确保数据采集的每一刻都精准高效。精通数据分析软件，如 Excel、SPSS 乃至专为健康管理设计的系统，这是每位从业人员解锁健康数据奥秘、提升工作效率与成果的关键。这些软件生成的报告隐含众多重要信息，从业人员需要增强书面表达与数据洞察能力，让每一份健康报告都成为科学严谨、易于理解的健康指南。最后是维护智能化设备与系统稳健运行，以及保障信息安全的能力。从业人员需要掌握设备维护的基础知识，从定期检查到故障排查再到软件更新，每一步都要精心呵护，以预防潜在问题，守护设备与数据的安全。信息安全要求从业人员在每一次操作与维护中，都遵循数据隐私与安全至上的原则。

第二，深度数据分析与精准解读。随着大数据在智能健康领域的进一步融合，从业人员掌握数据分析技能的必要性日益凸显。数据分析不是简单浏览数据，而是深入理解和分析数据，从而为医疗决策提供坚实的数据支撑。因此，从业人员需要具备数据处理能力，将零散的数据碎片拼接成有序的知识图谱，为后续的深度挖掘奠定基础。数据分析的目的是将数据转化为实际的健康行动指南。从业人员需要依据平均值、标准差、回归分析等统计学知识，精准评估健康风险，并据此制订个性化的健康管理方案。需要注意的是，持续地学习与成长是从业人员职业生涯的永恒主题。通过参加专业培训、获取专业认证、研读专业文献，从业人员能不断汲取新知，掌握数据分析领域的最新动态与前沿技术，从而助力智能健康服务升级。

第三，隐私守护与伦理道德。在智能健康服务领域，从业人员的培训也需融入隐私保护与伦理道德的内容。

随着智能化技术的飞速发展，健康数据的收集、处理与分析，对隐私保护与伦理考量构成严峻挑战。确保从业人员成为法律与道德的坚定守护者，是智能健康服务稳健前行的坚实基石。深入了解并遵循相关法律法规，是每位从业人员不可推卸的责任。《中华人民共和国个人信息保护法》等法律条文为数据处理划定了清晰的界线与规范。从业人员需要将这些法律内化于心，外化于行，确保每一次数据操作都在法律允许的框架内，合法守护患者的信息安全与隐私。具体来讲，在数据收集之前，务必征得患者的明确同意，并详尽告知数据的用途与保护措施，让每一位患者都能感受到被尊重。隐私保护是数据处理的重要环节。从业人员需要掌握数据加密、匿名化处理等技术，防止数据泄露和滥用。此外，定期进行安全审查和风险评估，有助于及时发现和解决潜在的安全隐患，确保数据处理的持续安全。

伦理道德培训在智能健康服务中同样不可或缺。医疗伦理强调对患者的尊重、关怀和保护，从业人员需要理解并遵守这些伦理原则。在数据处理过程中，不仅要保护患者的隐私，还要确保数据的使用符合患者的最大利益。任何数据的使用，都应以提升患者健康水平为目的，杜绝商业滥用或其他违背伦理的行为。通过伦理道德培训，从业人员可以增强职业道德意识，从而更好地为患者服务。

隐私守护与伦理道德的践行在数据共享与合作共赢中同样重要。在跨机构、跨平台的数据交互中，从业人员需要深知如何在数据共享过程中筑起坚实的隐私防线。持续学习与培训是从业人员不断进步和保持专业性的关键。定期学习隐私守护与伦理道德的专题课程、参与案例剖析与实战演练，能够助力从业人员时刻保持警惕之心，将隐私守护与伦理道德内化于心、外化于行。

第四，患者沟通策略与技巧。在智能健康服务日益集成化的背景下，从业人员需要精研沟通技巧，构建高效、透明的医患互动模式。此类技能不仅旨在促进患者对智能化健康服务益处的深刻理解，还旨在引导患者积极参与治疗与监测过程。

面对智能设备及一些新兴概念，一些患者可能会遭遇认知障碍与情绪波动。因此，从业人员需要运用易于理解的语汇，精准剖析技术原理与优势，如智能监测设备如何实时追踪健康指标，以及如何依托数据制订个性化健康管理方案。此举有利于增强患者对新兴技术的信任，从而提高他们的接纳度。同时，任何技术革新均伴随风险与不确定性，从业人员有责任明确揭示这些潜在威胁，并提供详尽的风险管理策略与预防指南。全面的风险披露与防范措施教育，可有效缓解患者的焦虑，增强其对新技术的信任感。隐私保护同样是不容忽视的议题。针对可穿戴设备等可能引发的隐私顾虑，从业人员应详尽阐述个人数据保护措施与系统安全机制，确保患者权益得到充分尊重与保障。

智能化健康服务强调患者的主体性与积极配合，这要求从业人员能详尽指导设备操作、数据记录与反馈机制。通过细致的讲解与示范，促进患者掌握操作技能，提升患者的满意度。此外，定期的沟通反馈有助于及时发现并解决患者在使用设备过程中遇到的问题，确保监测与治疗的精准高效。在沟通渠道的选择上，从业人员应注重多样化，如电话、短信、电子邮件及健康管理平台等，以应对不同年龄的患者，从而提高沟通效率。

培养卓越的沟通技巧，要求从业人员具备高度的耐心、同理心与专业素养，在沟通过程中认真倾听患者的需求，并给予真诚回应与支持，以构建稳固的医患关系。

第五，培训的实施策略。实施有效的培训计划需要多方合作和持续努力。其中，医疗机构与教育提供者的合作至关重要，双方应共同开发符合行业标准的培训课程，确保从业人员具备所需的知识和技能。这种合作可以结合医疗机构的实际需求和教育提供者的教学经验，制订既具有理论深度又具实用性的课程内容。技术的快速发展要求培训计划定期更新，以确保从业人员掌握最新的技术进展和应用实践。

适时融入前沿知识与操作技能训练，以创新驱动健康服务质量的提升，要求从业人员积极投身于持续教育与专业发展中，这是智能化健康服务应用能力的有效路径。比如，从业人员可踊跃参与工作坊、研讨会及行业峰会等活动，从而持续刷新专业知识库，掌握前沿方法论。此类活动不仅是知识获取的渠道，还构筑了业界人士思维碰撞与经验共享的桥梁。以行业会议为例，从业人员能够直击技术前沿动态，聆听权威专家的深刻解读，深度参与讨论与实践，从而在拓宽专业视野的同时，实现个人技能与洞察力的双重提升。

教育提供者为从业人员提供的丰富的在线课程，既囊括扎实的基础知识，又涉及尖端技术的前沿探索，能够对接不同从业人员的个性化学习需求。初阶课程引领从业人员掌握智能化设备的基本操作流程；高阶课程则详尽剖析数据分析与人工智能在健康管理中的精妙应用，助力从业人员攀登专业高峰。在线学习平台的搭建，更是打破了时空界限，让学习变得随心所欲、高效便捷。从业人员可以根据个人日程安排自主学习。医疗机构也应设立激励机制，以学费补贴、荣誉嘉奖等方式，驱动从业人员投身于持续教育与专业成长中。医疗机构还应定期举办内部讲座与工作坊，诚邀业界精英与专家分享最新技术动态与应用实战经验，为从业人员搭建起交流思想、碰撞智慧的桥梁。在多方协作与不懈努力下，从业人员能够兼备精湛的技术及卓越的沟通能力与服务意识，致力为患者提供全方位、高品质的健康管理服务。展望未来，持续的培训与专业发展将引领从业人员不断攀登新高峰，创造智能化健康服务的新篇章。

7.3.6 促进跨学科合作与创新

在体育健康促进与体医融合领域，跨学科合作的战略价值正日益凸显。随着智能化技术的飞速发展，体育学、医学、信息技术、心理学等多学科的知识与技术实现了前所未有的深度融合，为健康管理领域的革新与发展开辟了广阔天地。面向未来，研究与实践的焦点应聚焦增进这些领域间的紧密协作，通过汇聚不同学科的优势，引领健康管理领域的创新浪潮，驱动其迈向新的发展阶段。

跨学科合作能够汇聚并融合不同学科的知识来解决健康领域的复杂难题。它不仅能够显著提升问题解决效率，还能在碰撞与融合中激发出前所未有的创新火花。以智能健康监测设备的研发为例，体育学家可以提供运动生理学方面的指导，信息技术专家则可以通过数据处理与用户界面设计赋予设备强大的智能交互能力，医学专家的严格把关则保证了设备的医学精准度与临床实用性。三方合力确保了设备既能符合科学严谨的标准，又能精准对接患者的多样化需求。

　　跨学科合作还能够跨越学科界限，汇聚各方的独特视角与方法论，构建一个更加全面、系统且深入的解决方案体系。针对健康管理领域，体育学的运动生理学、医学的临床诊断学、信息技术的数据处理能力以及心理学的行为分析学等相互交织、互为补充，共同编织一张紧密、有力的健康防护网，为应对复杂多变的健康问题提供了强有力的支撑。例如，智能健康监测设备不仅需要精准监测生理指标，还需要通过大数据分析提供个性化健康建议。信息技术的介入，则使这些设备可以实时采集、分析和反馈健康数据，从而助力个性化健康建议的形成。

　　在具体的研究和开发过程中，跨学科团队的协同尤为重要。体育学家可以利用其对运动生理的深刻理解，确定监测设备需要捕捉的关键生理指标；信息技术专家则通过算法优化和数据处理，确保这些指标能够准确、快速地转化为有用的信息；医学专家则评估这些信息在临床上的有效性，确保其对患者健康管理的实际应用价值。心理学家可以帮助设计更符合用户行为习惯的设备，从而使设备更具可操作性和用户友好性。

　　跨学科合作的深远影响远超越了单纯的技术开发范畴，还触及并引领着健康管理模式的根本性创新。以往，健康管理往往囿于单一学科的视野，面对复杂多变的健康挑战时，这种局限性越发凸显。而跨学科合作的引入，为健康管理的各个环节注入了活力。从预防的源头到诊断的精准再到治疗的高效与康复的完善，每一环节都因多学科的深度融合而焕发出新的生机与可能。值得一提的是，跨学科合作在慢性病防治与康复领域扮演着至关重要的角色。医学、心理学、营养学、社会工作等多学科专家的合作能够提供一个全方位的治疗和管理方案。例如，医生提供诊断和医疗方案，心理学家帮助患者应对慢性病带来的心理压力，营养师为患者制订个性化的饮食计划，社会工作者则协助处理与疾病相关的社会和经济问题。这种综合性的方法有助于减少由慢性病引起的并发症，显著提升康复效率。跨学科团队还能通过共享数据和资源，促进创新研究，进一步深化对慢性病防治的科学理解，为未来的治疗方法和预防策略制订提供数据支持。

跨学科合作的应用边界在不断拓展。它不再局限于硬件设备与技术的革新，还深入到健康教育与宣传的每一个细微之处。跨学科合作在健康教育与宣传中起到核心作用，通过整合多个学科的专业知识和资源，可以更有效地传播健康信息，以增强公众的健康意识。例如，公共卫生专家可提供疾病预防的科学信息，教育学家可设计符合各年龄层的教育项目，心理学家可帮助人们理解并克服在改变不健康行为时可能遇到的心理障碍，媒体专家则可制作引人入胜的教育材料和活动，确保信息的广泛传播。通过这些专家的合作，健康教育活动不仅能提供准确的医疗相关信息，还能更深刻地影响人们健康行为的社会和心理因素，从而有效增强健康教育的吸引力和影响力，促进公众健康水平的整体提升。

未来，随着智能化技术的快速发展，跨学科合作将在健康管理领域扮演更重要的角色。汇聚来自不同学科专家的合作模式将极大促进健康管理解决方案的效率提升。这样的合作不仅打破了传统学科间的界限，还将助力健康管理领域更好地利用人工智能、大数据分析等前沿技术，从而更精准、有效地应对复杂的健康挑战。在这个过程中，各领域专家将共同探索如何通过技术创新来改善疾病预防、诊断、治疗和康复过程，使健康管理更加个性化和智能化。跨学科合作也将促进知识和资源的共享，加快科学发现和技术应用的速度，最终为全人类的健康福祉带来前所未有的进步。这种深度的学术和技术融合，预示着健康管理领域将迎来一场全面而深刻的变革。

参考文献

[1] 童莹娟，王林.青少年近视防控体医融合治理研究[M].长春：吉林大学出版社，2024.

[2] 李璟圆.多视域体医融合模式：公共健康服务体医融合模式研究[M].北京：电子工业出版社，2022.

[3] 邱林飞."体医融合"的全民健身模式研究[M].杭州：浙江大学出版社，2021.

[4] 郭文.体医融合背景下城乡老年人体质健康的差异及其干预实验研究[M].湘潭：湘潭大学出版社，2022.

[5] 张福兰，张天成，徐涛."体医融合"视域下武陵山区农村儿童青少年体质健康促进研究[M].成都：西南交通大学出版社，2022.

[6] 孟俊鸟.健康中国背景下"体医融合"人才培养模式研究[M].北京：新华出版社，2019.

[7] 王春雪，高玲娣.医体融合与脑健康科普宝典：气排球立体教学[M].北京：科学技术文献出版社，2022.

[8] 赖承圭.健康促进[M].杭州：浙江科学技术出版社，2004.

[9] 叶心明，马文领.营养与健康促进[M].上海：华东理工大学出版社，2021.

[10] 全国人大常委会办公厅.中华人民共和国基本医疗卫生与健康促进法[M].北京：中国民主法制出版社，2020.

[11] 胡亮.青少年体质健康促进政策研究[M].杭州：浙江大学出版社，2019.

[12] 贾腊江.大学生健康促进与健康教育[M].西安：陕西科学技术出版社，2018.

[13] 申卫星.《中华人民共和国基本医疗卫生与健康促进法》理解与适用[M].北京：中国政法大学出版社，2020.

[14] 朱琳，于洋.老年人运动健康促进新概念[M].广州：世界图书出版公司，2018.

[15] 姚戎，沈莉.学生健康促进教育读本：中学篇[M].上海：上海交通大学出版社，2018.

[16] 司琦.体育健康促进研究的行为理论与方法[M].杭州：浙江大学出版社，2017.

[17] 彭玉林.大学生运动与健康促进研究[M].北京：中国经济出版社，2017.

[18] 姚戎，沈莉.学生健康促进教育读本：小学篇[M].上海：上海交通大学出版社，2018.

[19] 王哲.全民健身背景下青少年体质健康与促进研究[M].长春：吉林人民出版社，2022.

[20] 吕姿之.健康教育与健康促进[M].2版.北京：北京医科大学出版社，2002.

[21] 阎朝兵."家、校、社三位一体"的学前儿童体质健康促进模式构建研究[M].郑州：河南人民出版社，2019.

[22] 中国健康促进与教育协会.健康促进理论与实践[M].上海：上海交通大学出版社，2009.

[23] GREEN L W，KREUTER M W.健康促进计划设计[M].黄敬亨，译.上海：上海医科大学出版社，1994.

[24] 史慧静.学校健康促进实用手册[M].上海：上海教育出版社，2011.

[25] 陆一鸣，朱泽善.基层健康教育与健康促进实用手册[M].兰州：甘肃科学技术出版社，2015.

[26] 刘东起.新形势下网球运动文化发展剖析与全民健身攻略[M].北京：中国书籍出版社，2018.

[27] 李克森.休闲体育实践与全民健身运动[M].天津：天津科学技术出版社，2019.

[28] 李慧阁.全民健身体育基础知识与运动康复研究[M].南京：河海大学出版社，2021.

[29] 贾志强.全民健身少年儿童篮球运动能力等级评定标准：北京体育大学版[M].北京：北京体育大学出版社，2020.

[30] 杨雨丰.全民阳光体育运动多元价值分析与开展研究[M].北京：中国商业出版社，2018.

[31] 毛阳涛，田俊龙.人工智能促进体医融合的价值、现实困境与实施路径[J].沈阳体育学院学报，2024，43（3）：69-76.

[32] 李倩倩，岳荣，王烨，等.体医融合模式下健康管理监测系统在社区老年人中的应用[J].卫生职业教育，2024，42（10）：123-127.

[33] 敬晔祺，陈启俊，高尚尚.天津市老年人体医融合知信行现状及影响因素[J].护理研究，2024，38（9）：1533-1537.

[34] 黄倩.体医融合视域下肇庆市老年人健康促进的影响研究[J].安徽体育科技，2024，45（2）：18-22，30.

[35] 胡美丽，张倩，季文琦，等.县域医共体医防融合实现机制与典型路径[J].卫生经济研究，2024，41（5）：69-73.

[36] 刘湘雅，王世强，唐民，等.全科医生视角下影响社区医疗机构开展体医融合服务的质性研究[J].中国全科医学，2024，27（19）：2312-2318.

[37] 董逢伟，汤立许.基于实践的社区嵌入式体医融合试点经验与展望[J].体育文化导刊，2024（4）：53-59.

[38] 陈静，练惠琴，杨萍，等.体医融合保障新模式在康复疗养中心糖尿病慢病管理中的应用探索[J].现代养生，2024，24（8）：636-638.

[39] 肖海婷，宋昱，高艺嘉.体卫融合高质量发展的基本目标、现实困境及其纾解策略[J].武汉体育学院学报，2024，58（4）：38-43.

[40] 廖小华."体医融合"视域下儿童青少年体质健康模式探索：评《"体医融合"视域下武陵山区农村儿童青少年体质健康促进研究》[J].中国教育学刊，2024（4）：120.

[41] 赵佳丽，刘鑫羽，陈志华，等.基于体医融合思想的成年人科学健身素养评价量表的编制及信效度检验[J].中华全科医学，2024，22（4）：685-689.

[42] 卢艳瑜. 体医融合背景下学生体育核心素养指标构建研究：评《中医学传统保健体育运动养生》[J]. 中国实验方剂学杂志, 2024, 30（9）：192.

[43] 张雨刚, 庄园. 合作治理视域下青少年体质健康体医融合研究[J]. 辽宁体育科技, 2024, 46（2）：59-65.

[44] 夏漫辉, 舒为平. 体医融合视域下我国青少年体育健康促进的经验、问题及路径研究[J]. 西安体育学院学报, 2024, 41（1）：28-36.

[45] 李春光, 刘文轩, 卢娟娟, 等. 体医融合视域下高校学生体质健康智慧管理中心创建[J]. 中国现代教育装备, 2024（5）：53-55, 74.

[46] 张琳. 辽宁省全民健身与全民健康深度融合发展研究[J]. 当代体育科技, 2024, 14（8）：84-86, 91.

[47] 张博然. 体医融合背景下裁判教学对中医药院校田径课程发展的促进作用研究[J]. 体育风尚, 2024（3）：101-103.

[48] 普照民. 体医融合视角下健身气功在高校推广的理论价值与实施建议[J]. 武当, 2024（3）：76-78.

[49] 邵梦霓, 王波, 赵薇薇. 智慧化体医融合模式对社区老年人体质与健康的影响[J]. 兰州文理学院学报（自然科学版）, 2024, 38（2）：123-128.

[50] 邓忠胜, 岑亚. 2024万峰林马拉松援黔专家行黔西南州体医融合促进与创新研讨会暨黔西南州运动医学分会成立大会举行[N]. 黔西南日报, 2024-03-03（1）.

[51] 胡媚, 李晓鹏, 孙贵龙. 2012—2022年国内外青少年体育健康促进的研究热点和前沿动态的可视化分析[J]. 中国健康教育, 2024, 40（5）：407-412.

[52] 麦洁梅, 钟小燕, 郑隆霞, 等. 健康促进生活方式与亚健康状态的相关性：基于数字化企业车间工人的分析[J]. 暨南大学学报（自然科学与医学版）, 2024, 45（2）：192-200.

[53] 王先亮, 马超. 中国方案：体育促进青少年健康的政策供给特征[J]. 济南大学学报（社会科学版）, 2024, 34（3）：24-33.

[54] 刘稳. 基于智慧体育的体育健康管理与促进策略[J]. 文体用品与科技, 2024（9）：175-177.

[55] 黄倩. 体医融合视域下肇庆市老年人健康促进的影响研究[J]. 安徽体育科

技，2024，45（2）：18-22，30.

[56] 王浩杰，张晓英，陈静越，等.新时代高校体育教育促进大学生心理健康的逻辑理路与实践进路[J].体育科技文献通报，2024，32（4）：213-217.

[57] 蒲晓磊.有力促进体育事业健康有序发展[N].法治日报，2024-04-16（7）.

[58] 孙敏，牟翠荣，王功昊，等.高职院校体育运动促进学生心理健康模式探究[J].科教文汇，2024（7）：185-188.

[59] 汪晓赞，杨燕国，陆悦美，等.国际体育教育的发展趋势与中国镜鉴[J].武汉体育学院学报，2024，58（4）：1-13，21.

[60] 朱荣，王佳媛.我国体育健康促进模式研究[J].当代体育科技，2024，14（11）：165-169.

[61] 陈静，陈阳.体育运动对心理健康的促进作用探析：评《体育运动与心理健康》[J].中国教育学刊，2024（4）：129.

[62] 林宁.智慧体育在大学生体质健康促进中的应用及促进路径研究[J].文体用品与科技，2024（7）：195-198.

[63] 杨燕国，汪晓赞，孔琳.重叠效应理论下我国儿童青少年体育健康促进多元联动的模式构建与推进路径[J].西安体育学院学报，2024，41（1）：16-27.

[64] 夏漫辉，舒为平.体医融合视域下我国青少年体育健康促进的经验、问题及路径研究[J].西安体育学院学报，2024，41（1）：28-36.

[65] 陈杰.体育锻炼对大学生心理健康的促进作用[J].中国学校卫生，2024，45（3）：467.

[66] 尤瑾，郑琨，许妍.党的二十大精神引领下青少年体育健康促进协同干预研究[J].当代体育科技，2024，14（9）：1-3.

[67] 徐有粮，张孜贤，吴绍奎，等.积极老龄化背景下主动健康与体育促进：内涵、定位与个性方案[J].山东体育学院学报，2024，40（2）：18-27.

[68] 丁小燕，洪平，马喆.农村中小学生居家体育锻炼行为与促进研究[J].四川体育科学，2024，43（2）：141-145.

[69] 白玉鹏.群众体育对全民健康促进作用与应对策略研究[J].文体用品与科技，2024（6）：4-6.

[70] 王林姣.群众体育在提高全民健康水平中的作用与影响[J].文体用品与科

技，2024（11）：1-3.

[71] 王晓梅，陈泓冰，李一良，等.非正式体育组织融入全民健身国家战略的价值探析[J].文体用品与科技，2024（11）：7-9.

[72] 许辰旭.体育助力乡村振兴背景下乡村全民健身公共服务体系的建设举措[J].文体用品与科技，2024（11）：28-30.

[73] 黄越，吴亚婷.中国式现代化视域下家庭体育锻炼行为决策模型构建研究[J].体育研究与教育，2024，39（3）：1-11.

[74] 唐群.乡村振兴视角下我国体育非物质文化遗产创新发展研究[J].体育文化导刊，2024（5）：62-68.

[75] 闫静，徐诗枧.我国青少年体育活动促进的涓滴模型建构及实践探究[J].体育文化导刊，2024（5）：69-76.

[76] 漆斐，范安辉，邓庆，等.社区体育公园建设现实价值及未来路向[J].体育文化导刊，2024（5）：55-61.

[77] 隆卫，赵海兵，王哲，等.让体育公园成为全民健身新载体[N].滨州日报，2024-05-22（5）.

[78] 周亦璟，袁红，钟沐成，等.全民健身视角下老城区公共体育服务空间布局及优化策略：以成都市金牛区为例[J].华中农业大学学报，2024，43（3）：220-229.

[79] 林杰，刘菊.全民健身背景下社区体育服务体系构建研究[J].文体用品与科技，2024（9）：1-3.

[80] 陈艳玲.新时代全民健身与体育产业协同发展的制度设计[J].文体用品与科技，2024（9）：55-57.

[81] 宝寿转.从城市体育文化建设看全民健身发展的研究[J].文体用品与科技，2024（9）：16-18.

[82] 鲁城，吴燕丹，郑程浩.包容性发展理念下残疾人社会体育指导员培养管理的共建与共治[J].体育学研究，2024，38（2）：83-94.

[83] 董逢伟，汤立许.基于实践的社区嵌入式体医融合试点经验与展望[J].体育文化导刊，2024（4）：53-59.

[84] 魏零壹，姜韩.发达国家城市体育公园建设经验及启示[J].体育文化导刊，2024（4）：67-74，104.

[85] 林立跃. 基于服务全民健身理念的高校体育场馆信息化建设研究[J]. 文体用品与科技, 2024（8）: 133-135.

[86] 陈华胜. 全民健身背景下高职院校学生体育锻炼行为与习惯研究: 以广州松田职业技术学院为例[J]. 文体用品与科技, 2024（8）: 19-21.